胸外科常见病
诊治要点

沈春健　刘　晋　吕　宾　王　郑　张学忠　王飞翔　**主编**

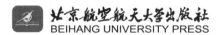

北京航空航天大学出版社
BEIHANG UNIVERSITY PRESS

图书在版编目（CIP）数据

胸外科常见病诊治要点 / 沈春健等主编. -- 北京：
北京航空航天大学出版社，2024. 6. -- ISBN 978-7
-5124-4457-7

Ⅰ．R655

中国国家版本馆CIP数据核字第2024FX4285号

胸外科常见病诊治要点

责任编辑：刘恬利　李　帆

责任印制：刘　斌

出版发行：北京航空航天大学出版社

地　　址：北京市海淀区学院路37号（100191）

电　　话：010-82317023（编辑部）　　010-82317024（发行部）
　　　　　010-82316936（邮购部）

网　　址：http://www.buaapress.com.cn

读者信箱：bhxszx@163.com

印　　刷：三河市天利华印刷装订有限公司印装

开　　本：710mm×1000mm　1/16

印　　张：13.5

字　　数：220千字

版　　次：2024年6月第1版

印　　次：2024年6月第1次印刷

定　　价：88.00元

编 委 会

前　言

近年来，我国胸外科学迅速发展，技术逐渐成熟，解除了许多疾病对人们健康的威胁，取得了巨大成就。然而，胸外科手术创伤大，涉及重要脏器多，手术并发症发生率高，且手术并发症出现快、病死率高。新理论、新技术层出不穷，日新月异，胸外科医师面临巨大挑战。

本书主要介绍了胸部创伤、胸壁疾病、胸膜疾病、食管疾病、纵隔疾病、肺疾病等的外科手术与微创治疗。以追踪科技前沿，加快创新人才培养为指导思想，详细阐述了近年来胸部疾病临床诊疗方面的新方法、新理论。

由于时间仓促和编者水平有限，加之医学科学发展迅猛，书中难免有疏漏和不足之处，希望广大医学工作者能提出宝贵的意见，以便今后改进和修订。

编　者
2024 年 5 月

目　录

第一章

胸部外科疾病的诊断方法

第一节　概述

胸部外科疾病的外科治疗必须建立在准确诊断的基础之上。而制订正确的治疗方案，不仅要求诊断必须明确，而且对患者的病变范围和全身情况都应有全面详细的了解。以支气管扩张为例，只根据症状和某一肺叶或一侧肺的支气管造影显示局部支气管扩张病变就立即采取手术治疗显然是不妥当的，必须明确患者的心肺功能情况，详细了解两侧肺各个肺叶、全部肺段支气管的情况，明确支气管扩张病变的部位、范围、轻重程度，再结合全身健康状况，尤其是重要器官和系统功能状态，全面权衡后方能决定外科治疗的适应证和正确合理的手术方案。在外科临床工作中如果只见局部不见整体，简单片面地处理问题，可能会给患者造成不应有的危害。

随着科学技术的迅速发展，在胸部疾病临床诊断工作中不断地涌现新的医疗装备、仪器和操作方法。许多新的诊断方法可以不侵入人体，不对人体产生损害，诊断的精确性也进一步提高。但是，众多的诊断方法也增加了诊疗费用，并给患者带来经济上和精神上的负担。因此，选用诊断方法时必须针对病情需要，注重实效、安全，力求以较少的检查项目达到全面地了解关键性病变情况的目的。不应过于求全求新，增加诊疗费用，延长检查时间，加重患者负担。

近年来，新技术、新设备的应用，使胸部疾病的诊断取得了很大的进展。纤维光导内镜已逐渐取代旧式硬管内镜，不仅减轻了患者痛苦，而且提高了诊断的精确度。电子计算机断层扫描（CT）和磁共振成像（MRI）技术已推广应用于临床，用于检查、诊断肺和纵隔疾病。应用改进的穿刺针做经胸壁针刺肺活检，对诊断胸膜和肺野边缘病灶的安全性有了明显提高，效果有了明显增强。对食管疾病的诊断也开展了食管生理功能检查，观察食管的运动功能，测定食管内压力改变以及贲门括约肌功能情况等。超声诊断技术的进步，已经使更多的常见心脏病的诊断方法以应用超声心动图检查和脉冲多普勒超声心动图检查替代需侵入人体的心导管和心血管造影检查。

　　但病史、症状采集和体格检查仍然是胸部疾病临床诊断中最基本的步骤。在此基础上，通过临床分析再决定深入了解病情应采取哪些诊断措施。采集病史时应详细地询问患者或家属本次发病的主要症状及发生时间、发展变化的过程，曾经接受的诊断、检查和治疗，以及疾病史、用药史、家族史、过敏史和旅居史等。采集病史时不要忽视患者的居住和工作环境，从事的职业和生活习惯以及个人嗜好等，这些情况可能与疾病存在因果关系。

（沈春健）

第二节　胸部疾病常见的症状

　　症状是提示疾病的信号，也是患者就医的主要原因。不同疾病可呈现同一症状，同一疾病又可产生不同的症状，因此必须结合体格检查和各项辅助检查对症状进行综合分析，做出切合实际的正确的临床判断。

一、胸痛

　　胸痛是胸部疾病常见的症状之一。胸部多种器官组织承受创伤或发生疾病时均可出现胸痛。疼痛的性质可有多种形式，疼痛的程度也轻重不一。胸部受伤后受伤部位均有程度不等的疼痛和压痛。胸壁软组织挫伤一般局部疼痛不因呼吸运动而加剧，肋骨骨折导致的胸痛则于深吸气或咳嗽时加重。肋软骨炎病例由于肿大的肋软骨撑扯软骨膜，常产生明显疼痛和局部压痛。胸廓出口综合征因臂丛神经受压迫可引起头、颈、上肢和胸部疼痛。胸膜急性炎症或其他病变引起的胸痛，通常为比较剧烈的刺痛，并与呼吸运动有密切关系，咳嗽时胸痛加重。支气管肺癌、纵隔肿瘤、胸主动脉瘤等占位性病变以及食管炎症均可引起胸骨后隐痛，有时需与心绞痛相鉴别。典型的心绞痛大多呈现为突然发生的心前区或胸骨后剧烈的撕裂痛、紧缩感、压迫痛，可向肩、臂、颈部放射，疼痛持续时间短暂，仅数分钟，休息或含服硝酸甘油后可迅速缓解。心绞痛发作的诱因有体力活动、情绪激动、饱餐、受冷等。胸部原发性恶性肿瘤或转移性病灶侵及胸壁组织和神经，以及胸主动脉瘤侵蚀脊椎和肋骨均可引起持续性剧烈疼痛。

值得注意的是，胸部疾病引起的疼痛可不位于胸部，如肺下叶大叶性肺炎可产生剧烈的上腹疼痛，有时甚至被误诊为急腹症。反之，上腹部器官疾病亦可导致胸痛，如胆道疾病产生的疼痛有时可放射到胸部并导致气急，类似纵隔器官或胸膜、肺病变引起的胸痛，在判明产生胸痛的原因时应注意辨别。

二、咳嗽

咳嗽是正常的生理反射，同时也可能是胸部疾病的症状之一。咳嗽是人体的防御反射，用以排出呼吸道分泌物或刺激性微粒，具有一定的生理意义。引起咳嗽的原因多种多样：呼吸道炎症刺激黏膜使分泌物增多即可导致咳嗽；急性呼吸道感染可伴有咳嗽；慢性支气管炎导致的咳嗽一般病程长，反复发作，秋、冬季加重，夏季减轻或消失；肺部慢性化脓性感染如肺脓肿、支气管扩张等引起的咳嗽常发生于起床或入睡时，改变体位时症状加重，并咳出大量有臭味的脓性痰液；气管、支气管肿瘤可刺激呼吸道黏膜引起干咳；纵隔肿瘤压迫肺和支气管可引起干咳；食管梗阻性病变或食管反流疾病常于卧床后因食管内容物反流误吸入气道而引起呛咳；心脏疾病引起肺淤血或左心衰竭可在夜间发作咳嗽等。此外，后鼻道分泌物进入呼吸道也可引起咳嗽。需要注意的是，咳嗽虽然是胸部疾病常见的症状，但胸部疾病患者并不都有咳嗽，而引起咳嗽的原因也可能是胸部疾病以外的疾病。

三、咳痰

咳痰也是肺部疾病的常见症状。每日排痰量及痰液的色泽、气味和性质（泡沫状、黏液性、黏液脓性、脓性）对临床诊断具有一定的参考意义。一般上呼吸道感染病例的痰量少，为黏液性。慢性支气管炎病例痰液多为泡沫状或黏液性，痰量不多，有时痰液稠厚，不易咳出。肺结核病例痰液是黏液性或黏液脓性。肺脓肿、支气管扩张等肺部慢性化脓性感染病例大多咳出大量脓痰，每日可多达数百毫升。痰液为脓性，呈黄色、绿色或灰色，常有臭味，放置在容器内可分为表层泡沫、中层浑浊脓性液体和底层坏死组织沉淀物。左心衰竭肺水肿病例可咳出大量稀薄的泡沫状痰液，有时呈粉红色。

痰液涂片显微镜检查、微生物培养检查及细胞学检查均有助于查找致病菌或癌细胞，明确疾病的病因和性质。

有些胸部疾病患者咳出的痰液具有特征性：纵隔畸胎瘤或皮样囊肿穿破入支气管和肺，患者咳出痰液含豆腐渣样皮脂腺分泌物或毛发；肺包虫囊肿穿破入支气管和肺，患者咳出大量包虫囊液和破碎的粉皮样内囊皮。这些痰的特征具有明确诊断的价值。

四、咯血

咯血是胸部疾病的严重症状。咯血来源可为气管、支气管或肺组织。对咯血病例应首先排除鼻咽部或喉部出血流入上呼吸道再从痰液中咳出的现象。上消化道出血经口腔呕出称为呕血，呕血时大多伴有恶心，呕出的血液大多呈暗红色，可混有食物，且为酸性（含有胃酸）。明确为咯血后，需进一步了解咯血量及咯血的次数。咯血量少者仅痰中带血，咯血量多者可达数百毫升。大量咯血的常见胸部疾病有支气管扩张、空洞型肺结核、肺脓肿、支气管腺瘤及肺真菌感染等，出血迅猛者可引起窒息。支气管扩张和空洞型肺结核病例可反复多次大量咯血。中年以上患者，短期内反复出现痰中带血丝或血点，尤其有吸烟史者应警惕可能是肺癌的早期症状，必须仔细地进行胸部 X 线、CT、纤维光束支气管镜和痰细胞学等检查，以免延误治疗。检查结果阴性的患者也应定期做胸部 X 线复查。心脏疾病呈现咯血症状最常见的是风湿性二尖瓣狭窄，有时为早期症状，一般咯血量少，但如果肺静脉与支气管静脉形成侧支循环，曲张的静脉破裂，即可产生大量咯血。少数咯血病例可能是全身出血疾病的一个局部表现。

五、呼吸困难

呼吸困难，又称气短、气急，是胸部疾病很常见的症状。大多数病例起病缓慢，逐渐加重。气胸、胸腔积液、大叶性肺炎等疾病则可引发急性呼吸困难。呼吸困难的程度轻重不一。发生呼吸困难的原因主要是换气量不足，不能适应人体的氧需求。呼吸困难程度轻的患者仍能进行短距离缓慢步行，但登楼时感觉气急。严重者静息时亦感气急，患者不能平卧，需要端坐呼吸，辅助呼吸肌均参与呼吸运动，并可能呈现皮肤和黏膜发绀。肺及支气管疾病、心脏功能不足、贫血、中枢神经系统疾病，以及外伤和中毒等均可引起呼吸困难。急性或慢性呼吸道阻塞或痉挛导致气流阻力增加，呼吸时气体流通不畅；气胸、胸腔积液、胸内占位性病变、胸壁塌陷畸形等致使肺组织扩张受到限制；痰中带血、肺水肿、肺泡内渗液、肺组织弥漫性纤维化病变等导致气体交换功能障碍，均可引起呼吸困难。通过病史、体格检查、胸部 X 线检查和肺功能测定，一般可以明确呼吸困难的病因，了解其轻重程度。

六、发绀

发绀是缺血缺氧的一种表现，皮肤和黏膜呈现广泛的暗紫色。血液中还原血红蛋白含量增多，每 100 mL 血液中还原血红蛋白超过 5 g，即可呈现发绀。发生发绀的原因很多：急性或慢性呼吸道和肺部疾病，如喉或气管梗阻、支气管哮喘发作、广泛的肺部慢性病变引起慢性阻塞性肺气肿等，均使通气和换气功能受到损害，进入肺泡的空气减少，肺泡内氧分压降低，毛细血管血氧饱和度下降，即可引起发绀。肺动静脉瘘患者由于较大量的未经氧合的肺动脉血液直接流入肺静脉而出现发绀。多种先天性心脏血管畸形，体循环静脉血液未经过肺部即直接流入左侧心腔，形成右至左分流，均可导致发绀。

七、进食梗阻感、吞咽困难

食管疾病或食管受压造成食管腔狭窄或梗阻均可产生进食梗阻感，晚期可出现吞咽困难。梗阻程度轻的患者仍能进食半流质食物，重度梗阻患者只能进食流质食物，甚至水和唾液亦难以咽下。咽下的食物和唾液潴留在食管内，不能进入胃，可能反流入呼吸道引起吸入性肺炎。对呈现吞咽困难的患者，要了解症状出现的时间、轻重程度和病情变化情况。食管癌患者吞咽困难的症状随肿瘤逐渐增大，食管腔狭窄加重而呈进行性加重。贲门痉挛患者吞咽困难呈间歇性发作，时轻时重且病程较长。食管与呼吸道之间存在异常通道的患者在进食时，食物可进入呼吸道而引发剧烈呛咳，咳出物中可见到食物。

（沈春健）

第三节　胸部疾病的体格检查

近年来，各种新的诊断方法和检查技术，如 CT、MRI、光导纤维内镜、肺功能测定、超声诊断、放射性核素、心导管检查等对胸部疾病导致的功能和形态改变提供了很有价值的资料，使得诊断的精确性大大提高。但体格检查仍然是胸部疾病临床诊断工作中不可缺少的最简便、最基本的方法，也是外科医师必备的基本技能之一。胸部疾病的体格检查，如观察患者的呼吸运动、胸壁活动情况，有无发绀、杵状指（趾）、颈静脉怒张；呼吸音性质和强度，有无喘鸣，干、湿性啰音，以及震颤和心脏杂音等，不仅可以加深对病情的了解，而且可为采取进一步的诊断措施提供思路。当然对于早期、位置隐匿的胸部病变，体格检查可能查不到阳性体征，但有时某些阴性体征也同样具有重要的意义。

体格检查时应注意患者的意识、体位、脉搏、呼吸、血压、体温、皮肤及黏膜有无发绀、水肿等。颈部检查应注意气管位置是否偏移，有无颈静脉怒张，颈部锁骨上淋巴结有无肿大。对胸部恶性肿瘤患者应检查有无霍纳综合征（Horner 综合征）和有无声音嘶哑，必要时需检查声带活动情况。胸壁检查应注意双侧胸廓形态，呼吸运动幅度是否对称，有无畸形或肿块，肋间隙是否内陷或外凸，纵隔及心浊音界有无移位和腋部淋巴结是否肿大。胸部叩诊检查有助于发现气胸，胸腔积液，肺实变，肺叶或一侧肺不张，肺气肿或体积大、部位浅的胸部占位性病变。听诊是检查心、肺疾病的主要方法之一。心脏听诊有助于诊断先天性心脏血管畸形和后天性心脏病。有些先天性心脏血管畸形如动脉导管未闭和常见的风湿性心脏瓣膜病变，根据听诊发现的具有特征性的心脏杂音即可明确病变的性质，做出正确诊断。肺部病变听诊检查也可提供有价值的诊断资料。

对胸部疾病患者进行检查时还必须进行系统的全身体格检查。胸部疾病可引起胸外器官、组织的改变。例如，肺、支气管或胸膜慢性化脓性感染以及发绀型先天性心脏病患者常呈杵状指（趾）。肺部疾病还可引起四肢骨关节肥大、肿胀、疼痛。肺和纵隔恶性肿瘤可伴有神经系统或其他器官、组织转移或压迫的征象，呈现脑、脊髓占位性病变的症状。例如，臂丛神经、喉返神经、膈神经、交感神经、上腔静脉受压迫；肿瘤在肝、腹腔、骨骼系统转移以及内分泌系统功能失常的症状等。食管下段及贲门癌患者需常规做直肠指诊，以了解盆腔内是否有种植转移病灶。

（刘　晋）

第四节　胸部影像学检查

一、胸部 X 线检查

随着 CT 及 MRI 检查技术的迅猛发展，X 线检查的适用范围日趋缩小，而临床价值也相应下降，某些检查手段已逐渐被新技术所取代。但体位标准的胸片仍是发现病变、对病变做出正确定位和定性的先导。即使胸片表现并未对病变做出决定性诊断，它也是进一步做其他影像学检查的基础。由于胸片包括较大范围的胸部结构，价格又较低廉，迄今仍是许多胸部疾病复查、观察病变有无变化的首选方法。

胸部 X 线检查项目主要包括透视、常规摄片、造影检查以及介入放射学技术等。胸部透视的主要优势在于可在转动患者时多方位观察病变部位，一定程度上消除摄片前后或左右重叠问题，有助于定位及鉴别诊断；此外可观察病变或器官组织的运动状态，有助于了解其功能或病情严重程度。例如，脊柱旁、心脏后方、膈肌或肋膈角等隐匿部位的胸部病变，在摄片检查时易漏诊或误诊，胸部透视通过转动患者改变体位而得以显示隐匿部位。肺充血时在透视下可观察到特征性的肺门舞蹈症。但胸部透视检查无法记录病变情况，不便讨论分析和随访对照，且患者检查时接受的辐射剂量较大，因此透视只是胸部摄片的补充。

目前，计算机放射成像（CR）或数字 X 线成像（DR）检查已成为各大医院常规项目。DR 与 CR 的共同点在于将 X 线影像信息转化为数字影像信息，可根据临床需要进行各种图像后处理，与常规胸部摄片比较，可提供更多的影像诊断细节。

体层摄影因需多次投照，检查烦琐，可靠性和精确性差等因素，已完全被CT检查所取代。胸部造影检查有支气管碘油造影、食管钡餐造影、脓胸窦道及瘘管造影、胸膜腔造影、纵隔充气造影以及心血管造影等。支气管碘油造影、胸膜腔造影、纵隔充气造影因检查麻烦，相关并发症多，临床已基本淘汰。食管钡餐造影可观察食管黏膜情况，管壁收缩运动和柔润性，管腔有无充盈缺损、狭窄、梗阻、扩张、受压移位以及造影剂有无进入憩室囊袋或外溢入邻近器官组织。食管造影X线检查是诊断食管疾病的重要方法。食管癌术后造影可了解有无瘘口及吻合口通畅情况。心脏疾病可根据食管受压移位或局部压迹判断心脏增大的程度及来源。脓胸或胸壁窦道造影有助于明确病变范围、长度、部位及是否与胸内脏器相沟通，为手术方式的拟定提供重要信息。

二、胸部CT检查

随着CT机普及和推广运用，CT检查已成为胸部疾病诊断的最主要影像学手段，而且已成为很多疾病的首选检查方法。CT检查完全消除了位置重叠问题，可发现X线摄片中的隐匿部位病变，运用窗宽技术可同时观察肺、血管、软组织及骨骼等结构。此外，CT机具备很高的密度分辨力和空间分辨力，能根据CT值的不同区分不同的组织成分，有利于观察特征化病理变化的过程。利用CT三维重建技术可多方位显示病变及其与邻近结构的相互关系等。

目前，胸部CT检查可分为以下6种扫描方式：①普通扫描（平扫），为不使用造影剂的常规扫描，扫描范围通常从肺尖至肺底，也可根据定位片所见，进行局部选层扫描。对多数胸部病变，平扫能满足诊断要求。平扫通常分别使用肺窗观察肺，纵隔窗（或称软组织窗）观察纵隔。②增强扫描，通常是在平扫的基础上，经静脉快速注射造影剂后，延迟一定时间进行的扫描，仅使用纵隔窗观察。主要用于鉴别血管性与非血管性病变、明确纵隔病变与心脏大血管的关系以及了解病变的血供情况，帮助鉴别良、恶性病变等。③高分辨力扫描，为采用薄层（1~2 mm）扫描及高分辨力算法重建图像的检查技术。主要用于观察病灶的微细结构，对弥漫性肺间质病变及支气管扩张的诊断具有突出效果，多用肺窗观察，它是常规扫描的一种有益补充。④动态增强扫描，即注射造影剂后对某感兴趣区进行多次快速扫描，以了解造影剂的浓度变化，主要用于明确血供丰富的病灶或血管性病变。⑤CT 灌注成像，经静脉快速团注造影剂时，对感兴趣区层面进行动态 CT 扫描，从而获得感兴趣区时间—密度曲线，该曲线中 CT 值的变化，可反映组织中碘聚集量随时间的变化而变化，因此可有效地反映局部肺组织血流灌注量的改变情况。⑥多排螺旋 CT 扫描，为 X 线管一次旋转过程中同时获得 4 层、8 层、16 层面或更多层面的图像数据的成像技术。多排螺旋 CT 扫描明显缩短胸部扫描的时间，大大提高纵轴方向的空间分辨力，16 排螺旋以上机型已完全达到各向同性的要求，通过强大的后处理技术，可对胸部病变进行多方位观察，且具有肺结节分析功能、肺支气管成像、肺含气量测定、支气管仿真内镜功能以及主动脉和肺动脉 CT 血管造影（CTA）等。

三、磁共振成像

磁共振成像（CMRI）属于无创无辐射检查。与 CT 横断面扫描相比，MRI 不需要后处理便可得到冠状面、矢状面和横断面三维扫描图像。MRI 利用多种序列，可反映人体各组织的生理、生化和代谢改变情况。脂肪、血液、纤维组织、肌肉、液体成分、病灶内出血、坏死等在不同的序列显示不同信号强度，对纵隔、心脏、胸壁病变的诊断有独特优点。对肺癌纵隔、胸壁侵犯以及有无肺外转移的评估亦有帮助，可用于肿瘤分期。因肺实质质子密度低，肺泡组织与空气界面产生较大磁场梯度，以及呼吸运动和心脏搏动造成较多伪影，常规 MRI 难以显示肺组织，对肺内病变诊断价值有限。近年来，随着 MRI 硬件的改进以及软件的开发，超快速屏气扫描能在单次屏气中完成整个胸部检查，扫描时间的缩短，使得胸部动态增强成为可能，MRI 的适用领域也越来越广。目前，三维动态增强 MR 血管成像可用来诊断肺动、静脉及主动脉疾病，结合 MR 电影检查可动态观察大血管内血流情况，用于区分真假腔。此外，MRI 可同时判断肺实质的灌注异常，除用于肺栓塞外，还可对临床其他疾病（如肺纤维化、肺气肿、肺肿瘤等）的肺灌注情况进行评估，作为治疗前的基础资料。动态增强 MRI 则能如实反映良、恶性结节的供血特点及差异，适用于肺内良、恶性结节的定性诊断。磁共振波谱成像是一项新的检查技术，在颅脑疾病诊断中运用较成熟，在胸部可通过分析不同性质孤立性肺结节内生化物含量的差异来进行良、恶性鉴别。

（吕　宾）

第五节　支气管镜检查

硬质支气管镜检查在临床上应用已逾百年。1967 年以后，随着光纤支气管镜（以下称纤支镜）应用到临床，经支气管镜肺活检术（TBLB）、荧光支气管镜（AFB）和支气管肺泡灌洗术（BAL）的出现，支气管镜检查已成为气管、支气管内病变诊断的关键手段。

最初使用的支气管镜是不同长度和直径的硬质金属管，带有光源照明，可应用于儿童和成人。硬质支气管镜已有望远功能甚至配备了周围照明装置，可看到与实物相同大小或放大的视野。虽然应用硬质支气管镜检查时需全身麻醉，且无法调整镜头方向，可见到的支气管范围有限，但是硬质支气管镜具有工作孔内径大，便于观察靶目标和取出异物等优点，仍是临床不可缺少的工具。

目前生产的纤支镜有多种型号，可适应新生儿到成人的检查要求。纤支镜的图像是由光传导束和检视束玻璃纤维束结合形成的。通常有两个光传导束和一个检视束，能够准确地反映采集的图像。但与硬质支气管镜比较，纤支镜的工作孔内径较小，吸引分泌物或使用活检钳等附件受到一定限制，也无法用其取出一些较大的异物或做某些介入性治疗操作。

近来已使用微型化的电荷耦合器件（CCD）技术替代光纤系统，将影像传送到电视监护器中，称为电子支气管镜或视屏支气管镜。可产生具有较高的图像分辨率、色彩和亮度的视频图像，可准确地展现细小的黏膜颜色变化。其遥控设置还具有控制释放、静止、光圈、缩放与录像等功能。

一、支气管镜检查的适应证和禁忌证

（一）支气管镜检查的适应证

（1）不明原因的痰中带血或咯血。

（2）不明原因的肺不张。

（3）反复发作且吸收缓慢的肺段肺炎。

（4）不明原因的干咳或局限性哮鸣音。

（5）不明原因的声音嘶哑、喉返神经麻痹或膈神经麻痹。

（6）胸部影像学表现为孤立性结节或块状阴影。

（7）痰中查到癌细胞，胸部影像学为阴性。

（8）肺部感染需经防污染毛刷或支气管肺泡灌洗分离鉴定病原菌。

（9）诊断不明确的肺部弥漫性病变。

（10）需做 BAL 或 TBLB 的检查者。

（11）怀疑是气管食管瘘者。

（12）观察是有毒气体引起的气道损伤、烧伤。

（13）选择性支气管造影。

（14）肺癌的分期。

（15）气管切开或气管插管留置导管后怀疑气管狭窄。

（16）气道内肉芽组织增生，气管、支气管软化。

（17）治疗需要，如取出气管、支气管内异物，帮助建立人工气道，治疗支气管内肿瘤，治疗支气管内良性狭窄，放置气道内支架，去除气管、支气管内黏稠分泌物等。

（二）支气管镜检查的禁忌证

（1）麻醉药物过敏。

（2）通气功能障碍引起二氧化碳（CO_2）蓄积，而无通气支持措施者。

（3）气体交换功能障碍，吸氧或经呼吸机给氧后动脉血氧分压仍低于安全范围者。

（4）心功能不全，严重高血压和心律失常者。

（5）颅内压升高者。

（6）主动脉瘤。

（7）凝血机制障碍，血小板低于 $75×10^9/L$ 者。

（8）近期哮喘发作或不稳定哮喘未控制者。

（9）大咯血过程中或大咯血停止时间短于 2 周者。

（10）全身状态极差者。

（11）受检者精神高度紧张、未用药物控制者。

二、支气管镜检查准备

支气管镜检查前，医师应全面了解患者的病史、心肺功能，有无禁忌证。有高血压、心绞痛病史的患者应制订好术中监护和应变计划。对于严重的通气功能障碍者，应先建立人工气道，在机械通气条件下进行检查。存在轻度低氧血症时，应准备好鼻导管或面罩吸氧设备。但对于严重低氧血症者，吸氧10 L/min以上仍不能保持动脉血氧饱和度在95%以上者，应建立人工气道，在呼吸支持、高浓度吸氧等条件下进行检查。

拟在局部麻醉下进行支气管镜检查时，应向患者说明检查的目的和意义，术中可能出现的疼痛、不适，以及有痰时的处理方法。对于精神紧张的患者术前应给予镇静药物，如安定类。对咳嗽剧烈的患者应给予强效镇咳药物，如可待因，但应警惕这些药物的呼吸抑制作用。为减少迷走神经反应和气道分泌物过多，可在术前半小时给患者肌内注射阿托品0.5 mg。在全身麻醉下进行支气管镜检查时，除常规的全身麻醉术前准备外，也可给予阿托品肌内注射，以减少气道分泌物，利于手术的顺利进行。

施行局部麻醉下支气管镜检查时，可经喷雾或雾化吸入2%~10%利多卡因麻醉。支气管镜通过声带后，立即通过工作孔滴入2%利多卡因5 mL做下呼吸道麻醉，这样做利于支气管镜检查。为减少支气管镜刚通过声带时的反应，也可在术前经弹性圆锥穿刺滴入2%利多卡因5 mL，这样可在很大程度上减少不良反应。

对所有接受检查的患者均应由助手协助观察呼吸次数、呼吸节律、心率、心律和动脉血压等内容。有条件者还应实时监测心电图，无创性血氧饱和度和动脉血压，如有变化应及时通知术者和采取必要措施。

三、常规支气管镜检查方法

全面的支气管镜检查应从上呼吸道开始到支气管镜无法观察到的段或亚段支气管为止。

喉由许多软骨连接而成，其中环状软骨最硬，是呼吸道中唯一完整的软骨环，侧后壁附着甲状软骨。后者在此可有轻度的旋转和前向运动。会厌连于甲状软骨前壁角内面的上部，沿舌根部向上延伸。左、右声带随呼吸和发音平行地向中线和两侧运动，出现运动失调或麻痹时常提示喉返神经受损。

成人气管长 11~13 cm，上端通过环气管膜附在环状软骨上，下端在平第 4 胸椎处分成左右支气管。支气管镜检查时可见气管黏膜光滑，下端隐现半环状软骨环。吸气时，气管内径扩大成圆形。呼气时，可看到软而扁平的后壁，略微突向管腔。气管横断面最常见的畸形为"鞘"样畸形，横径断面变窄，类似于三角形。甲状腺肿大时可压迫后面的气管，引起管腔横断面呈卵圆形改变。已做气管切开或气管插管的患者可因导管的摩擦、气囊压迫而引起气管损伤，支气管镜检查时可见到这些变化。

气管下端由隆嵴将气管分成左右支气管。隆嵴是由马鞍形软骨、气管间韧带和支气管、心包膜纤维附着部组成的，呈锐角。隆嵴增宽常提示隆嵴下淋巴结肿大。较大的支气管和下叶支气管仍具有与气管相似的软骨。中等大小的支气管，上叶和中叶支气管及段支气管则为大而不规则的软骨片。使用硬质支气管镜时，只能看到段以上的支气管，而可曲支气管镜则可达到亚段水平。支气管软骨有保持气道开放的作用，局部创伤后的软骨软化可造成呼气时气道陷闭。

进行支气管镜检查时可利用活检钳采取活组织标本，进行病理、免疫组化甚至分子生物学等方面的检查，帮助医师做出正确诊断。对于支气管镜看不到的结节病灶或片状阴影，可将支气管镜的头端插到与拟采取病灶相连的支气管，伸出活检钳到支气管后，在透视帮助下将活检钳伸入病灶内钳取活组织标本。对于活检钳不能接近的支气管外病灶需改用其他方法，如针刺吸取活组织成分或细胞。夹取肺组织时，应尽量将无锯齿活检钳伸至肺外周，这样做才能取得较满意的肺组织，但应注意避免夹破脏层胸膜引起气胸。活检钳夹住胸膜时，患者常会感觉到明显的胸痛。因此，当患者表示有胸痛反应时应立即向外退出活检钳，调整方向及深度后再操作。只有证明活检钳半关闭后仍然距离胸膜达 1 cm 以上才开始活检。

为采集细胞学标本，可调整支气管镜镜头的方向，将毛刷紧贴在靶目标上，前后拉动 3~5 次即可。毛刷随支气管镜拉出后，将刷检毛均匀地在载玻片上涂抹，供细胞学检查使用。也可将毛刷放在生理盐水内洗脱，离心后再进行细胞学或免疫组化甚至分子生物学检查。对支气管镜无法见到的肺周围病灶，可在透视引导下将毛刷伸至病灶内刷取，以提高诊断率。

为分离和鉴定病原微生物，可采用单套管或双套管毛刷采集防污染标本。因为局部麻醉药物有抑制细菌生长的作用，所以检查前应给予患者充分的镇静、镇咳药物，以便减少检查时的麻醉药物用量。如果应用弹性圆锥穿刺注入局部麻醉药物，最好令患者取健侧卧位后注射，使麻醉药物主要分布在气管和健侧支气管，减少麻醉药进入欲检查的支气管，以提高检出率。

四、荧光支气管镜

近年来，荧光支气管镜（AFB）已经陆续应用于临床。对于中央型肺癌，特别是支气管腔内病灶，早期 CT 不能显示，需要支气管镜检查才能发现。偶有临床上可见到痰中恶性细胞，但支气管镜无法看到的病变。这是因为常规白光支气管镜（WLB）不能发现一些黏膜和黏膜下早期病变，有时需数月甚至 2~3 年才能表现出肉眼可见的病变。

荧光支气管镜的机制为利用组织的自体荧光特性来观察和分析气管和支气管黏膜病变。当用一特殊波长的光激发正常组织时，可发出特异的荧光。病理状态时，由于疾病过程引起的相同组织的结构完整性变化可改变或抑制自体荧光。但发射出的荧光强度极低，不能被肉眼看见。随着技术的进步，已可将现代的精密照相机、计算机控制的图像分析技术和肺图像荧光内镜系统连到光纤支气管镜上，对气道做自体荧光检查。可实时采集图像，帮助检测正常气管、支气管黏膜中很小区域的荧光变化。对气管支气管树上异常荧光区域黏膜的活检可增加对小的恶变前病灶（发育异常）或早期恶变（原位癌）的检出率。

欧洲一项大样本研究集中了年龄>40 岁且吸烟指数大于 20 的 1 173 位吸烟者，分别使用常规 WLB 和 AFB+WLB 进行检查。发现后者检查出 5.1% 的存在肿瘤侵袭前病灶（Ⅱ~Ⅲ度异性增生和原位癌），而 WLB 仅检出 2.7%（$P = 0.037$）。用 AFB+WLB 指导活检，可以将活检敏感性从单用 WLB 的 57.9% 提高到 82.3%。另有研究也表明，AFB+WLB 和单用 WLB 诊断中、重度不典型增生及原位癌的相对敏感性为 1.5，并特异性提高。据此推论，AFB 能提高早期中央型支气管肺癌诊断率，但由于支气管镜能直接观察的范围有限，对周围型肺癌的诊断意义不大，无法作为肺癌筛查手段。尽管有上述限制，对长期大量吸烟、中央型鳞癌的高危患者，特别是对影像学检查为阴性的反复痰中带血患者有重要意义。对各种介入性操作，如对不可手术的肺癌患者进行腔内治疗时，也可用 AFB 确定病变部位，指导治疗。与传统纤支镜比较，荧光支气管镜检查除了略增加检查时间，并没有提高并发症的发生率。

五、超声支气管镜

即使是现代的诊断技术，如 CT 和 MRI 扫描，对肺癌的分期也无法做到完全精确，可被诊断的淋巴结累及的病例仅达 50% 左右，常规纵隔检查为阴性的病例可达 60% 左右。一些学者建议应对肺癌患者进行经支气管镜针吸活检术（TBNA）来提高分期准确性。但外部超声无法检查气管旁和肺门区域，经食管超声也无法检查气管前、肺门右侧及其前面结构，只有使用超声支气管镜（EBUS）检查才能达到这一目的。这一新技术将从无创或微创角度为胸外科制订手术方案提供重要帮助。

目前有两种 EBUS 的检查方法：一种是在支气管镜顶端放置旋转传感器，提供沿气管镜长轴 360° 的图像；另一种是在气管镜顶端放置线性传感器，提供和长轴平行 50° 的图像。EBUS 的作用主要有 3 方面：①提高孤立肺结节活检的阳性率；②提高普通 TBNA 对肺门和纵隔淋巴结活检的阳性率，更好地进行肺癌分期以指导治疗；③提高早期支气管内肿瘤（原位癌）的检出率和进行局部治疗。已有研究表明，在使用旋转传感器对 <2 cm 的孤立肺结节进行活检时，EBUS 可以将检查阳性率提高到 70% 以上。在纵隔和肺门阴影的检查中，EBUS 也较常规盲法 TBNA 有更高的阳性率。

对于淋巴结分期，EBUS 也有其优越性，在适当的条件下可发现 2~3 mm 的淋巴结。此外，还可将 EBUS 与 TBNA 结合起来，由于 EBUS 可帮助定位 8 mm 以下的淋巴结，可明显提高诊断率并减少并发症。纵隔淋巴结的分期决定着非小细胞肺癌（NSCLC）患者的治疗策略和预后。最理想的情况是对每一例患者均进行明确的淋巴结分期，然后决定治疗方案。有学者使用 EBUS 正确评估了 207 例患者中 172 例（71%）的纵隔淋巴结分期，平均淋巴结大小为 1.7 cm。

在另一项 200 例患者的研究中，EBUS 引导的淋巴穿刺与常规 TBNA 相比，淋巴结分期的准确率在隆嵴下淋巴结组相似，而在其他组的淋巴结中，EBUS 的准确率则有明显提高。在正电子发射体层成像（PET）阳性的纵隔淋巴结中，EBUS 也可以用来指导淋巴活检采样。同时，EBUS 可以和经食管超声内镜检查术（EUS）联合使用，EUS 可以达到某些 EBUS 不能达到的部分淋巴结。两者可以起到相互补充的作用，从而对大部分纵隔淋巴结进行准确穿刺，以期达到完全代替纵隔镜的效果。

此外，EBUS 通过对黏膜下超声结构的观察，可发现 CT 不能显现的支气管内肿瘤。早期肿瘤的病理解剖定义是肿瘤没有突破到黏膜下。在纤支镜下看到的肿瘤中仅 75% 可被放射线学发现。在一些早期支气管肺癌患者中，也可发现有支气管壁浸润，甚至局部淋巴结肿大。在黏膜改变时，甚至当黏膜似乎完整时，常规支气管镜无法发现这些肿瘤。EBUS 则可显示改变后的黏膜下层解剖学结构，因此可以发现肿瘤黏膜下浸润。EBUS 不仅可以检查肿瘤的浸润程度，还可以对原位癌进行治疗。在一项日本的研究中，EBUS 可以正确地检查出 24 例肺癌患者中 23 例患者的肿瘤浸润深度，其敏感性和特异性均较 CT 高。对其中 18 例早期 NSCLC 或原位癌患者中的 9 例进行了光动力治疗，随访 32 个月未发现有肿瘤复发。

EBUS 还能发现纵隔器官的肿瘤浸润，如腔静脉或主动脉。在鉴别支气管壁是否被纵隔肿瘤浸润时，EBUS 也优于影像学检查。在一些有经验的医疗机构，EBUS 已成为有用的常规方法。1999 年日本的一项多中心研究表明，初学者在局部麻醉下也能安全地应用 EBUS，甚至没有任何不良反应。另一项研究表明，对于大多数病例，非常局限的局部肿瘤的 EBUS 术前分期可相当于术后组织学结果。

在一项随机前瞻性研究中，为了在早期发现局部肿瘤，还将 EBUS 和 AFB 结合起来，结果表明能明显提高支气管壁良、恶性病变的鉴别诊断水平。进一步的前瞻性研究将对比 EBVS 与常规方法，并改进包括多普勒超声解剖学，组织计算分析并加活检，以提高诊断水平。

六、支气管肺泡灌洗术

支气管肺泡灌洗术可用于间质性肺疾病、肺泡蛋白质沉着症、不明原因的肺部感染或其他诊断不明的弥漫性肺病变。先将可曲支气管镜放置到目标支气管（通常为右中叶或左舌段的段支气管开口）后，滴入 1：10 000 的肾上腺素 1 mL，收缩黏膜血管，舒张支气管，帮助回收灌洗液。然后分 3~5 次注入 100~150 mL约 37 ℃的生理盐水，再用低于 80mmHg 左右的负压回收到串联容器内。通常第 1 次回收量最少，以后顺序增多。总回收液体量可达到灌注总量的 40%~60%。影响回收率的因素主要为支气管的通畅性和回收的负压。原有支气管病变，如支气管充血、肿胀及炎症造成的气道狭窄或支气管反应性增高，气道平滑肌收缩和平滑肌肥厚可明显影响灌洗液回收率。此外，负压水平也影响回收效果。负压过低固然不足以吸引出灌洗到支气管内的液体，而使灌洗液潴留在支气管肺泡内。但负压过高可能导致支气管萎陷，也影响液体回收。检查前的准备工作，如镇静药物、麻醉药物甚至支气管扩张药的合理使用，可明显降低支气管反应性，提高回收率。

为分析细胞成分，在做 BAL 时应尽量避免镜头碰伤支气管黏膜，引起出血。为达到这一目的，也可使用充分的镇咳药物，避免患者咳嗽时镜头碰伤支气管黏膜。此外，灌洗前向镜头可能触及的支气管黏膜区滴少量 1：10 000 肾上腺素，也可帮助达到这一目的。在使用 BAL 技术分离和鉴定病原微生物时，也应避免黏膜的损伤出血，同时还应避免或尽量减少使用局部麻醉药物或抗生素，以免它们抑制病原微生物在培养基中生长。

七、支气管镜检查的并发症及其处理

某些患者在支气管镜通过上气道、声门进入气管的过程中，可能出现喉、支气管痉挛，呼吸暂停，甚至心搏骤停等严重并发症，这与检查前患者准备不充分有关。检查前给患者做好充分的解释工作以减少其精神紧张，给予镇静药物，肌内注射阿托品及充分的上气道局部麻醉，对于减少或避免这些并发症是非常重要的。此外，对支气管镜检查医师和助手的全面训练也有助于减少这些并发症。

在部分支气管镜检查时出现的威胁生命的并发症与预先使用的药物和局部麻醉有关。加重因素包括高龄、心血管病、慢性肺部疾病、肝肾功能异常、癫痫和精神状态改变。中度镇静药、抗焦虑药、肌肉松弛药有助于患者配合，便于检查。但是患者有器官功能不全的情况时，应调整剂量，以便减少药物引起的呼吸抑制、低血压甚至心律失常等并发症。

在全身麻醉或局部麻醉清醒状态下，进行支气管镜检查常导致低通气和氧合功能降低，严重者会出现 CO_2 蓄积和低氧血症，这在支气管镜刚通过声门时最明显。因此，对于高龄和原有心肺疾病患者应连续监测动脉血氧饱和度和心电图。如果患者吸氧后或经机械通气给氧后动脉血氧饱和度达不到95%以上，则不能进行支气管镜检查。术中应调整给氧流量，使血氧饱和度保持在90%以上。

原有心血管疾病，特别是有心内膜炎的患者，在硬质支气管镜检查前应常规使用抗生素，预防在检查过程中黏膜或组织损伤后细菌入血引起的感染。应用可曲支气管镜时可不作常规用药，但考虑到检查过程中也常会损伤黏膜，有学者建议常规应用抗生素预防。

通常支气管镜检查后出现的暂时发热不需要给予抗生素治疗。然而，发热同时伴有胸部影像学提示的肺内斑片状阴影或持续性发热，需要给予抗生素治疗。治疗前后应收集系列痰标本，分离培养和鉴定病原菌，作为调整抗生素时的参考依据。老年患者，原有慢性肺部疾病、支气管内阻塞和支气管镜手术治疗过的支气管内肿瘤及免疫功能低下患者，支气管镜检查后易发热，大多在24小时内会自然退热，但免疫功能低下和年老体弱的患者易并发严重的肺部感染，需要积极地给予抗生素治疗。

透视引导下经支气管镜肺活检后发生气胸的概率为4%左右。不用透视引导时，气胸的发生率更高。机械通气患者，特别是原有慢性阻塞性肺病或肺大疱患者，做 TBLB 时气胸发生率明显提高。免疫抑制宿主接受 TBLB 时，气胸发生率为正常人的3~4倍。因此，最好在透视引导下做 TBLB，术后常规透视或胸部 X 线摄片复查。若气胸量超过20%时，应给予胸膜腔穿刺抽气或插管闭式引流治疗。

出血是支气管镜检查常见的并发症之一，即使是无出血倾向的患者，经受检查时机械创伤、活检、支气管毛刷和负压吸引也可以在一定程度上提高出血概率。术前适当地评价患者的凝血功能，可在一定程度上避免出血。已知有出血性疾病的患者，特别是那些患血小板功能异常或血小板减少症的患者，支气管镜手术后出血或咯血危险性明显提高。此外，尿毒症患者在支气管镜手术后出血的发生率也可达 45% 左右。有学者建议，尿素氮（BUN）高于 10.8 mmol/L或肌酐（Cr）高于>265.2 μmol/L 也是支气管镜手术的禁忌证。少量出血时，在局部滴入 1 ∶ 10 000 肾上腺素即可取得很好的治疗效果。大量出血时应根据出血的原因、部位和血管受损的程度而选择相应针对病因的药物，或局部应用高压气囊压迫等治疗。

（王 郑）

第二章

胸外科急症处理原则

第一节　胸外科急症早期处理基本原则方法

胸外科急症主要临床特点：①伤情危重，相继出现呼吸、循环功能障碍；②患者多伴有多发性损伤（如腹部、四肢、颅脑损伤）。因此接诊后应力求尽快做出准确诊断，分秒必争地抢救患者。

一、早期处理基本原则

（1）快速有效合理地对威胁患者生命的伤情进行紧急处理，如开放气道、解除堵塞、心肺复苏等。

（2）在进行各种急救措施的同时，立即实施简明扼要的体格检查。

（3）必要时进行胸穿以确定是否存在血气胸，有条件的可进行血气分析及胸部 X 线摄片等检查，尽快明确诊断。

（4）接诊要点：①发现胸外科急症患者有严重呼吸困难、明显缺氧情况时，首先应紧急进行弹性圆锥穿刺、气管插管或气管切开，及时应用呼吸机辅助呼吸；②对胸部大血管、心脏破裂导致大量血胸、心脏压塞、心跳微弱的患者，应及时进行心包穿刺或开胸探查，同时补充丢失的血液，反对盲目进行胸外心脏按压；③床边备有气管切开手术包，气管插管操作失败后应立即进行气管切开术；④及时做胸腔闭式引流；⑤分清多发伤主次，首先处理危及生命的伤情（呼吸、循环、出血）。

二、早期处理基本方法

（一）通畅气道

紧急解除呼吸道阻塞，迅速清除口鼻腔内血块、分泌物及异物等，改善和维持呼吸功能。对清醒患者，可用负压吸引分泌物，辅助患者咳嗽，自行排出呼吸道分泌物及异物，尽快解除呼吸道阻塞。对昏迷患者则根据患者缺氧的程度给氧，并清除呼吸道血块和异物，尽快保持呼吸道通畅，必要时应立即做气管插管或气管切开，用呼吸机恢复正常的呼吸功能。

（二）立即处理开放性气胸和张力性气胸

开放性气胸和张力性气胸均可改变胸腔的负压，引起肺不张、纵隔移位等，如果不迅速处理，可因呼吸、循环功能衰竭而致死（图2-1）。因此，对开放性气胸必须尽快用敷料等物，将创口封住，变开放性气胸为闭合性气胸。张力性气胸的紧急处理方法是穿刺减压或安置胸腔闭式引流。在野外紧急情况下，可用一粗针头连接橡胶手指套，顶端剪开一小孔，于患侧胸前锁骨中线第2~3肋间插入胸腔，以达到单向减压急救的目的。随后进行胸腔闭式引流（图2-2）。

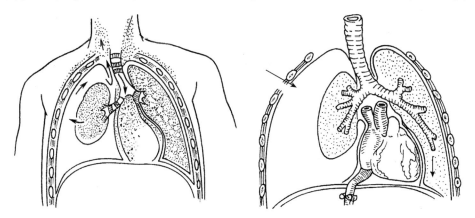

图2-1　纵隔气肿及开放性气胸示意图

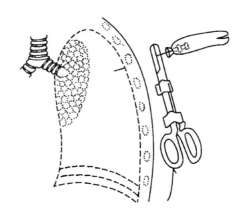

图 2-2　橡胶指套排气法

（三）反常呼吸运动的处理

　　严重闭合性胸部创伤患者，由于多根多处肋骨骨折（连枷胸），形成反常呼吸运动，可导致呼吸循环功能障碍（图 2-3）。在野外或受伤现场时，可先用清洁敷料或衣物等压迫，以相对固定胸壁和限制胸廓反常运动，便于采取下一步处理措施。患者送达医院后，可先采用胸廓外固定术和断肋牵引外固定术。如果不奏效可手术切开断肋行内固定术和胸廓重建术。

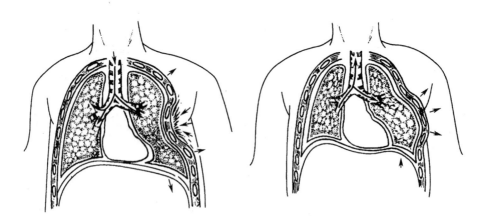

图 2-3　多根多处肋骨骨折导致反常呼吸

(四) 快速建立补液通道，有效进行抗休克治疗

严重胸部创伤患者会出现不同程度的休克，因此在维持呼吸循环功能的同时，必须有效地进行抗休克治疗。根据患者休克的严重程度采取相应的抗休克方法。首先要建立足够的静脉通道，以尽快补充血容量。进行心电监护和中心静脉压测定，以便监测心脏功能，正确掌握输液速度。在补充血容量的同时，可适当应用血管活性药物，如异丙肾上腺素、盐酸多巴胺、山莨菪碱及间羟胺等，必要时应用强心药物，如西地兰（毛花苷 C）、米力农等。当有严重内出血时，补充血容量和止血治疗应同时进行，如有腹腔、下肢出血，应采用上肢径路补血，以保证心脏灌注。

(五) 开胸探查

当患者因为严重胸部创伤而病情危重时，开胸探查应严格掌握手术适应证，否则适得其反。凡严重胸部创伤后，通过各种非手术治疗措施，如抗休克、维持心肺功能及胸腔闭式引流等，治疗一段时间后均未能使病情稳定，甚至病情继续恶化、严重威胁生命，又具有开胸探查适应证者（如胸内活动性出血、胸内脏器损伤、胸腹联合伤等），应尽快开胸探查。

(六) 及时处理心脏压塞及心脏挫伤

心脏压塞后由于心包腔的压力增大，回心血量和心排血量均下降，加重休克。心包穿刺不仅可作为诊断心脏压塞的一种手段，而且也可起到治疗作用，但不是唯一的治疗手段。一旦确定为急性而严重的心脏压塞，应及时进行开胸手术。心脏挫伤多见于严重闭合性胸部损伤，尤其是胸骨钝性挫伤和胸骨骨折者。虽然心脏挫伤在闭合性心脏损伤中是最常见的类型，但往往被漏诊。据报道，在非穿透性胸部损伤中，心脏挫伤发生率为 21%～25%，但很少发生死亡。诊断主要依据是心电图出现复极异常和心律失常，另外可依据心肌酶谱改变来协助诊断。一般心脏挫伤只需保守治疗，对并发心力衰竭和心律失常的心脏挫伤，可用小剂量洋地黄类药物（正常量的 1/3～1/2）治疗。

（张学忠）

第二节　胸外科并发症处理原则

并发症（complication）是指在手术过程中及手术后，可能出现的与手术有因果关系的一些病症或病征，在原发疾病的基础上，由其他的因素引起的新的疾病的称谓。目前认为，并发症是在原发病发生发展的过程中，由于机体抗病能力的降低，易受另一种致病因素的侵袭；或在治疗原发病的过程中出现的新问题及药物不良反应，以及不可忽视的社会生活环境、心理、精神等不良因素侵袭，使患者的机体再次遭受新的损伤，其发生的先决条件是要有原发病，即基础病。综上所述，并发症的概念包括了三部分：一是有原发病，二是有新的病因，三是在原发病的基础上由新的病因产生了新的疾病。

胸外科手术本身具有双重性。手术可以治愈疾病，挽救患者的生命，但手术本身也具有创伤性质，不仅导致机体发生器质性损害，还可能在不同程度上干扰机体的正常生理功能，甚至危及生命。发生这种现象有其一定的客观必然性，包括患者的解剖变异，切除病变时对周围器官组织产生不可避免的影响，患者对治疗的不同反应，患者在治疗及发病前的基本体质等。因此，术中或术后出现各种并发症并不足为奇。当发现不良医疗后果时，应当清楚地区分医疗事故与并发症，两者的概念是绝对不一样的，所要负的法律责任完全不同。判断的要点应在于：①所发生的不良医疗后果是否由医务人员的过失造成，如属过失行为造成，应定为医疗事故；若属非过失行为造成，则应视为并发症。②所发生的不良医疗后果与医疗人员的过失行为是否有直接因果关系，如有，应视为医疗事故；若无，可视为并发症。对于已尽力预防和控制，但由于现阶段的医疗技术或医疗条件仍难以或未能阻止而发生某一不良医疗后果时，仍应属于并发症范畴。

（张学忠）

第三章

胸部创伤

第一节　肋骨骨折

肋骨骨折是常见的胸外伤之一，无论在开放性损伤还是在闭合性损伤中均多见。

人体的肋骨一共 24 根，左侧胸壁和右侧胸壁各 12 根。根据损伤程度，肋骨骨折可分为单根单处骨折、单根多处骨折、多根单处骨折和多根多处骨折。在较严重的外伤中可见多根多处肋骨骨折。多根多处肋骨骨折将使局部胸壁失去完整肋骨支撑而软化，出现反常呼吸运动，即吸气时软化区胸壁内陷，呼气时外突，又称连枷胸（flail chest）。在连枷胸发生反常呼吸运动时，会引起纵隔摆动，引起呼吸、循环系统功能的严重紊乱。

人在幼童时期肋骨富有弹性，不易折断。成年后，人的肋骨渐失弹性，遭暴力作用时容易折断。老年人由于骨质疏松，遇外力作用时肋骨最易折断，有时即便轻微作用如咳嗽、打喷嚏也可引起肋骨骨折。

一、病因和病理

肋骨骨折主要由钝性暴力直接作用所致。暴力作用可使骨折发生在肋骨的任何部位；胸廓受挤压时，肋骨中段过度向外弯曲而产生的骨折称为间接暴力引起的肋骨骨折（图 3-1）。

第 1~4 肋骨较短，又受到锁骨和肩胛骨的保护；第 11、第 12 肋骨前端游离，活动度较好，因而在创伤中很少发生骨折。一旦第 1 肋骨发生骨折则说明承受的暴力较强，必须注意是否伴有锁骨骨折、锁骨下动静脉及臂丛神经等的损伤，并应警惕胸内脏器是否受到损伤，应详细检查，明确创伤造成的伤害范围。当第11、第12肋骨骨折时，应注意肝、脾是否受到损伤。肋骨骨折最常发生在第5~10肋骨。肋骨骨折断端可刺破胸膜和肺组织引起气胸、血胸、皮下气肿、咯血等，损伤肋间血管引起血胸。肋骨骨折引起的局部疼痛，可使呼吸活动受限、呼吸道分泌物潴留，引起肺不张和肺部感染等并发症。

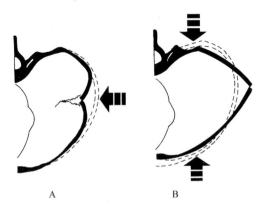

A—直接暴力，常伴有肺组织创伤；B—间接暴力。

图3-1　导致肋骨骨折的暴力

单根或多根肋骨单处骨折后，由于肋间肌的固定作用，骨折处一般很少移位，骨折本身对呼吸活动影响不大。多根肋骨多处骨折常由强大暴力所致，如挤压、碾压、高处坠落等，常伴有其他脏器的严重创伤。两根以上肋骨多处骨折时，骨折区的肋骨前后端失去骨性连接和支撑，产生胸壁局部软化区，引起反常呼吸活动（连枷胸）。如果软化区范围较广，呼吸运动时两侧胸膜腔内的压力严重失衡，无效通气量增加（图3-2），同时影响排痰，引起二氧化碳潴留和缺氧；产生纵隔左右摆动，影响静脉回流和血压稳定。连枷胸面积越大，对呼吸、循环造成的影响越大，甚至可引起呼吸、循环功能衰竭。

肋骨骨折由于断端常无明显移位，骨折后2~3周即可通过骨痂形成而逐渐愈合，即使断端对位不良，愈合后一般不影响胸廓的正常呼吸活动。

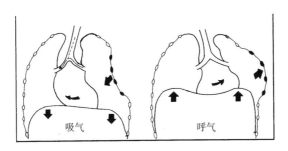

注：吸气时软化区下陷，纵隔推向健侧，部分气体从伤侧肺进入健侧肺；

呼气时软化区外凸，纵隔向伤侧移位，部分气体从健侧肺进入伤侧肺。

图 3-2　胸壁软化引起的反常呼吸运动

二、临床表现

肋骨骨折者均有局部疼痛，活动或深呼吸、咳嗽时加剧。如果骨折断端刺破胸膜和肺组织可导致痰中带血或咯血。并发气胸者，如胸膜腔内积气量较多，可引起呼吸困难。如果是多根多处肋骨骨折（连枷胸），上述症状更明显，甚至出现休克。体格检查在骨折区或承受暴力的部位可见有软组织挫伤。触诊时在骨折部位有明显压痛，可有骨擦感，双手挤压前后胸廓时，可引起骨折处疼痛。并发气胸者患侧胸部叩诊呈鼓音，呼吸音减弱。有时胸壁可出现皮下气肿，触诊可出现捻发感。范围较大的连枷胸，可见到骨折区胸壁塌陷和反常呼吸运动现象。

三、诊断

肋骨骨折的诊断一般比较容易，结合胸部创伤史和临床表现，X 线检查可显示肋骨骨折的部位和范围，并可看到有无气胸、血胸，是否并发肺部挫裂伤等，但 X 线检查不能显示肋骨与肋软骨连接处的骨折和肋软骨骨折。因此，X 线检查未见肋骨异常者并不能完全排除肋骨骨折存在的可能。

临床上可见有些肋骨骨折并发血胸的患者，初诊时 X 线检查显示积血量很少，但数日后复查会发现胸膜腔有较多积液，因此随访很有必要。

四、治疗

肋骨骨折一般能自行愈合，即使断端对位不良，愈合后也不影响胸廓的呼吸功能。因此，对单根或多根肋骨单处骨折，治疗的目的是减轻疼痛，使患者能进行正常呼吸活动和有效排痰，防止呼吸道分泌物潴留所致的肺不张、肺炎等并发症，对老年患者尤为重要。根据疼痛的程度可选用不同的镇痛剂，一般以口服或局部用药为主，辅以胸带包扎、相对限制局部活动等。较严重的可给予肌内注射镇痛剂或肋间神经封闭。肋间神经封闭的范围应包括骨折区所有的肋间神经和骨折区上下各两根肋间神经，每根肋间神经在脊椎旁注入1%~2%普鲁卡因或2%利多卡因3~5 mL。必要时数小时后重复，可连续封闭数日以维持疗效。鼓励患者咳嗽、咳痰、起床活动，是防止肺部并发症的重要措施。

多根多处肋骨骨折者应做详细检查以确认胸腔内其他脏器是否也受到损伤，并按伤情及早给予相应处理。产生明显或范围较大的反常呼吸运动，影响呼吸功能者，需要采取下列方法治疗。

（1）敷料固定包扎：用厚敷料或沙袋压迫覆盖软化区胸壁并固定包扎，可限制软化区胸壁的反常活动。

（2）胸壁外固定术：在麻醉条件下用手术巾钳夹住游离段肋骨或用不锈钢丝绕过肋骨将软化区胸壁提起，固定于胸壁支架上，可消除胸壁的反常呼吸运动。

（3）胸壁内固定术：切开胸壁软组织显露骨折断端后，用金属缝线或钛板、可吸收肋骨钉连接固定每一处骨折的肋骨。双侧多根肋骨骨折产生的严重的胸壁软化可用金属板通过胸骨后方将胸骨向前方拉起，再将金属板的两端分别固定于左右两侧胸廓的肋骨前方，以消除反常呼吸运动（图3-3）。

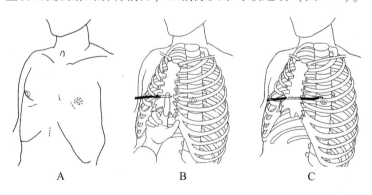

A—切口；B—置放金属板；C—金属板固定后。

图3-3 用金属板固定双侧前胸壁软化

（4）呼吸机辅助法：重症患者经口、鼻气管插管或气管切开于气管内置管连接呼吸机后做持续或间断正压通气，这种强制方法可减轻反常呼吸运动，便于呼吸道分泌物清除，并能保证通气，利于抢救。待患者病情稳定、胸壁相对固定后，可逐渐停止呼吸机治疗。

对于开放性肋骨骨折，无论是单根还是多根肋骨开放性骨折，均应尽早施行清创术，摘除游离的断骨碎片，剪去尖锐的骨折断端，以免刺伤周围组织。肋间血管损伤者，应给予缝扎止血。骨折根数不多的患者不需要固定断端，多根多处骨折则需做内固定术。胸膜破损的患者宜放置肋间引流管，然后分层缝合创口。术后宜用抗生素。

（王飞翔）

第二节　胸骨骨折

一、病因和病理

胸骨骨折很少见，在胸外伤患者中所占比例不到 5%，但在连枷胸患者中发生率可高达 16%。胸骨骨折大多由强暴力所致，往往伴有多根肋骨骨折，产生胸廓反常呼吸运动，影响呼吸、循环功能，多数患者还伴有胸内脏器损伤或胸椎骨折，应严加注意。

二、临床表现和诊断

骨折后下段胸骨可向前或向后移位，局部剧烈疼痛伴皮下血肿和畸形，触诊常能查到骨折部位明显压痛。侧位或斜位胸部 X 线摄片可明确诊断。

三、治疗

胸骨骨折的治疗重点应放在处理胸内脏器的并发伤上，对位良好的胸骨骨折一般不需要手术。有明显移位的骨折患者往往伴有连枷胸或胸内脏器的损伤，故多主张在剖胸探查时予以一并处理，骨折部位予复位后用钢丝或金属板做内固定。

单纯胸骨横断骨折伴有移位的患者，可进行闭式复位。复位的方法是取仰卧位，两臂抬起，持续垫高背部使脊柱过度伸展，并在骨折移位区逐步加压使之复位。闭式复位成功后大多数患者于 1 个月后骨折即可逐步愈合。闭式复位失败者则需要进行手术复位。

（王飞翔）

第三节　创伤性气胸

正常人体中，胸膜腔是不含气体的密闭的潜在性间隙，其内的压力低于大气压而呈负压。胸部创伤累及胸膜、肺或气管，使空气经胸壁或肺及气管的破口进入胸膜腔，称为创伤性气胸。食管破裂也是引起气胸的原因。许多医源性的损伤，如锁骨下静脉穿刺、人工呼吸、胸外心脏按压、肺穿刺活检，甚至针刺治疗等均有可能引起气胸。根据创伤闭合性或开放性，以及胸膜腔内压力的变化，气胸分为闭合性气胸、开放性气胸和张力性气胸三类。

一、闭合性气胸

（一）病因

闭合性气胸多见于胸部闭合伤，空气经肺裂伤的破口或胸壁小的创口进入胸膜腔，由于破口迅速闭合，气体不再增多，胸膜腔的压力仍然低于大气压。

（二）病理生理

小量气胸多无呼吸困难，大量气胸可引起肺萎陷，除呼吸面积减小外，肺萎陷后可导致肺内由右向左分流，也是造成患者缺氧的重要原因，但由于萎陷肺内血管阻力增强，血流也明显减少，如健侧肺功能基本正常，所造成的缺氧仍可代偿。

（三）临床表现和诊断

患者的临床表现主要取决于肺受压萎陷的程度及患者伤前肺功能的情况。小量气胸指肺萎陷在 30% 以下，患者可无明显的呼吸与循环功能障碍。中量气胸指肺萎陷在 30%～50%，超过 50% 则为大量气胸。中量或大量气胸最常出现的症状是胸痛及气急，检查时气管微向健侧移位，伤侧胸部叩诊呈鼓音，呼吸音明显减弱或消失。少数患者可出现皮下气肿。胸部 X 线检查是诊断闭合性气胸的重要手段。中量或大量气胸多无诊断困难，但小量气胸容易漏诊。

若伤情允许，患者立位后的前位摄片，能清楚地显示气胸的程度。

（四）治疗

小量闭合性气胸一般无须特殊治疗，胸膜腔内气体可逐渐吸收，萎陷肺随之复张，胸膜腔的压力亦逐渐恢复正常。中量或大量闭合性气胸应特别注意，警惕张力性气胸的发生，采用胸腔穿刺抽气治疗或采用胸腔闭式引流术。但多数主张采用胸腔闭式引流术，即可迅速使肺复张，改善患者缺氧症状，避免可能发生张力性气胸的危险。胸腔闭式引流术的适应证：①中量或大量气胸；②无论气胸多少，只要有呼吸困难者；③非手术治疗中气胸增加者；④胸腔闭式引流拔出后气胸复发者；⑤需用机械辅助通气者；⑥需行全身麻醉者；⑦并发有血胸者；⑧双侧气胸；⑨张力性气胸。

肺复张后有可能发生患侧肺的复张性肺水肿。复张性肺水肿的发生机制可能是由于肺的长期萎陷、缺氧等使得萎陷肺泡壁的渗透性改变，肺泡表面活性物质丧失，引流时强烈的胸腔内负压可使患侧肺毛细血管压力增强及血流增加。这种并发症多见于自发性气胸，而创伤性气胸由于得到及时处理，早期肺就得到复张，故甚少见，但仍应注意。

二、开放性气胸

（一）病因

开放性气胸主要是火器或锐器暴力致伤，胸壁伤口穿破胸膜，外界空气进入胸膜腔，空气可随呼吸自由出入胸膜腔，引起一系列严重的病理生理变化，使患者的呼吸与循环功能迅速发生严重的紊乱（图3-4）。

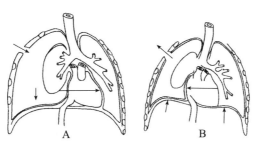

A—吸气时；B—呼气时。

图3-4　开放性气胸

（二）病理生理

当胸壁有一较大伤口，胸膜腔与外界大气相通时，伤侧胸膜腔压力等于大气压。伤侧胸膜腔负压消失，肺被压缩而萎陷，两侧胸膜腔压力不平衡，纵隔不稳定并呈摆动状态。当吸气时，由于健侧胸膜腔仍为负压，纵隔向健侧移位，健侧肺也受到一定挤压，严重影响通气功能。当呼气时，纵隔则向反方向移位，这种纵隔移动，称为纵隔摆动（又叫纵隔扑动）。纵隔摆动会导致心脏大血管时而移位，影响静脉血回流，可导致循环功能紊乱。纵隔摆动刺激纵隔及肺门神经丛，可引起或加重休克。残气的对流（又称气摆动），加重了缺氧。吸气时将伤侧肺内的残气亦吸入健侧肺，呼气时健侧肺从气管排出部分残气的同时，也有不少残气被送入伤侧肺，造成残气在两肺间来回流动。这部分残气二氧化碳含量高，影响气体交换，加重了缺氧。

（三）临床表现和诊断

患者表现为烦躁不安、呼吸严重困难、脉搏细弱而频数、血压下降等。胸部穿透伤在呼吸时有空气进出伤口的响声，伤侧呼吸音消失或减弱。

（四）治疗

所有开放性气胸患者，均有生命危险，一经发现，必须紧急处理。

（1）立即封闭胸壁伤口，如用纱布填塞伤口，再用胶布固定以使开放性气胸转变为闭合性气胸。但必须避免发生张力性气胸的危险。

（2）立即气管插管进行机械呼吸，在严重损伤时这是最好的治疗方法。在呼吸循环功能紊乱尚未得到纠正或稳定之前，如无其他需要紧急手术的适应证，清创手术在气管插管麻醉下施行，仔细检查伤口，置入胸腔闭式引流管，再缝合伤口。气管插管麻醉能立即消除纵隔摆动，使肺复张。

（3）应用抗生素防治感染。

三、张力性气胸

闭合性或穿透性损伤均可引起张力性气胸（图3-5）。

（一）病理生理

肺或支气管常因很小的损伤形成裂伤，由于裂伤的创口呈单向活瓣，当吸气时空气推开活瓣进入胸膜腔，呼气时活瓣关闭，空气不能排出。胸膜腔内气体不断增加，压力逐渐升高，形成张力性气胸。伤侧肺组织高度受压缩，并将纵隔推向健侧，使健侧肺也受挤压，从而使呼吸通气面积减小和产生肺内分流，引起严重呼吸功能不全和低氧血症。这时，由于胸内正压使静脉回心血量减少，另外纵隔移位使心脏大血管扭曲，将迅速导致呼吸与循环功能衰竭。

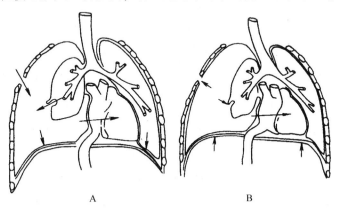

A—吸气；B—呼气。

图 3-5　张力性气胸

（二）临床表现和诊断

临床诊断一般较容易，患者伤侧胸壁饱满，肋间隙变平，呼吸活动减弱，气管向健侧移位。叩诊呈鼓音，呼吸音减弱或消失。患者躁动不安、大汗淋漓、高度呼吸困难、发绀、所有胸颈呼吸肌均参与剧烈动作、脉快而细弱、血压下降并常伴有纵隔及皮下气肿。一旦出现上述症状应立即处理，不应拖延或拍摄胸部 X 线摄片，因张力性气胸已出现血压下降，数分钟后心跳将停止。

注意在应用机械通气时可并发张力性气胸。当潮气量正常，而通气压增强伴有中心静脉压升高时，表示存在张力性气胸。

有以下两种情况可使诊断困难。

（1）在严重肺损伤出现严重肺水肿，或已有纤维化者，肺将无法被压缩，因此即使出现张力性气胸，仍能闻及呼吸音。

（2）若已有胸膜粘连，仅可产生局限性张力性气胸，这时几乎无法从临床做出诊断。胸部 X 线摄片见整侧肺压缩，纵隔向对侧移位，横膈平坦圆顶消失。

在这种病例中，纵隔移位是重要的诊断依据。

（三）治疗

正确的治疗是立即减压，可先放置胸腔闭式引流管，使大量气体得以逸出。如果一时无法置入胸腔闭式引流管，则可在第 2 或第 3 肋间锁骨中线，用粗针刺入排气减压，使张力性气胸转变为单纯性气胸。可于穿刺针尾端拴一个橡胶指套，其顶部剪一小口，制成活瓣排气；或可将静脉输液用的乳胶管取下，下端放入 100~200 mL 生理盐水输液瓶内，并于瓶口用胶布固定，以防滑出。

患者经急救处理，一般情况会有所改善。应于局部麻醉下在锁骨中线第 2 或第 3 肋间隙插管，做胸腔闭式引流。漏气停止及肺充分膨胀后 24~48 小时即可拔管。如果胸腔闭式引流有重度漏气，呼吸困难改善不显著，肺未能复张，疑有严重的肺裂伤或支气管断裂时，应进行开胸探查，修复漏气的破裂口。

有学者指出即使临床判断有错误或置入胸腔闭式引流管后未发现张力性气胸，亦无特殊妨碍。反之，如果张力性气胸被误诊或延误治疗，则多会导致致命的后果。

（闻　伟）

第四节　创伤性血胸

一、病因和病理

肋骨骨折及其他胸壁损伤，常伴有壁层胸膜撕裂，出血多来自肋间动静脉和胸廓内动静脉，其来源于体循环，压力较高，出血常为持续性，不易自然停止，往往需要进行开胸手术来止血。肺组织破裂出血，因肺动脉压明显低于体循环压，而且受压萎陷的肺血管通过的循环血量比正常时明显减少，故肺实质破裂的出血可在短期内自然停止，需进行开胸者不多。心脏或胸内大血管，如主动脉及其分支，上、下腔静脉和肺动、静脉破裂，量多而猛，大多数患者死于现场，少数得以救治。以上都可产生血胸。脊柱骨折，尤其 T_4、T_5、T_6 骨折亦可形成血胸，但常在损伤数日后才引起注意。

血胸除局部影响外（如对肺的压迫，使纵隔移位），使健侧肺也受压，并影响腔静脉回流。胸膜腔能容纳 6 L 血液，所以胸膜腔出血本身不会产生填塞止血作用。当胸腔内迅速积聚大量血液，超过肺、心包和膈肌运动所起的去纤维蛋白作用时，胸腔内积血发生凝固，形成凝固性血胸（coagulating hemothorax）。凝血块机化后形成纤维板，限制肺与胸廓活动，损害呼吸功能。

二、诊断

大量血胸可使呼吸音减弱，叩诊呈浊音，但少量血胸在临床上很难被发现。当积血量少于 200 mL 时，胸部 X 线摄片很难做出诊断，尤其卧位时更难，如是少量出血，在临床上无重要性。较严重的血胸，如果患者取卧位摄片，则不能见到典型的沿胸壁倾斜的胸腔积液现象，仅见损伤侧胸腔呈云雾状增深，甚至完全不透光，严重血胸可使纵隔向对侧移位。大量血胸除引起失血性休克外，大量积血还可压迫肺，使肺萎陷而引起呼吸、循环功能障碍。

胸部 X 线摄片有助于诊断，超声检查可看到积血的多少，对穿刺部位的选择定位（特别是少量血胸时）均有帮助。若胸腔经穿刺抽出积血即可确诊血胸，但若为凝固性血胸则不易抽出血液或抽出的量很少。胸部 CT 检查能帮助明确诊断。

对于早期血胸患者，除明确诊断外，还必须判断胸腔内出血是否停止，有以下情况考虑出血仍在继续。

（1）脉搏加快、血压下降，经输血、补液等抗休克措施不见好转，或情况暂时好转不久又恶化。

（2）血红蛋白量和红细胞计数进行性持续下降。

（3）放置胸腔闭式引流管，每小时引流血量超过 200 mL，持续 3 小时以上，流出血液的颜色偏红。

三、治疗

血胸的治疗，应恢复血容量和对活动性出血进行止血，及早清除胸膜腔内积血，防治感染；对极少量血胸，仅呈肋膈角变钝者并不需进行治疗，但须严密观察。

对少量血胸可做胸腔穿刺，必要时可重复进行；而多数患者有较大量的血胸，则首先应选择放置胸腔闭式引流管。

治疗目的和要求如下。

（1）尽量排净胸腔内的积血，应在损伤后早期血液未凝固或未纤维化前进行。

（2）使被胸腔积血所压缩的肺得到复张。

（3）中等量出血时，治疗的目的在于使肺膨胀紧贴壁层胸膜而起到压迫止血的效果。

（4）估计失血量：在腋中线第7肋间置入一较大的胸腔闭式引流管，负压吸引。对同时伴有气胸患者须放置两根胸腔闭式引流管。置入胸腔闭式引流管后，有大量积血排出，不一定表示在引流时仍在出血，大多数患者在积血排净后，出血多能逐渐停止。因胸腔内出血造成休克，经大量输血后仍无法纠正休克者，或疑有大血管或心脏损伤者，或有持续大量出血者应立即开胸探查。尚有学者将初次胸腔穿刺或闭式引流积血超过 1 000 mL，列为紧急开胸的指征之一。但多数学者认为，初次胸腔穿刺或闭式引流积血较多，要提高对胸腔大出血的警惕性。还有学者认为，需要根据伤员的具体情况来判断是否有活动性出血。

如果血液已凝固无法经胸导管排出，凝固性血胸的病理改变结果是形成纤维胸。因此，及时有效地实施胸腔闭式引流是预防纤维胸的最好措施。当大量血胸无法引流时，即有手术取出凝血块的指征，或施行肺胸膜剥离术，这多应用于一侧胸腔的一半或一半以上已有密度增深阴影的患者。手术应在损伤后1周至多不超2周内施行。这时期在胸腔镜下，可顺利完成凝血块清除术。凝血块与肺组织粘连疏松，很容易分离，若凝血块已有机化，则可用纱布拭子帮助剥离。术后胸腔闭式引流时间应适当延长。

（罗俊辉）

第五节　气管、支气管损伤

气管、支气管损伤可单独发生或并发有其他脏器的损伤，患者常出现严重的呼吸、循环功能紊乱，病情重，死亡率高。美国国家安全局发布的一份报告显示，25%的钝性损伤死亡患者死因为胸部损伤，但由于80%的气管、支气管损伤患者在送达医院前已死亡，因此有关损伤致气管、支气管受损的确切发生率尚无准确报道。Kirsh 等回顾1 178例尸检报告发现气管、支气管破裂患者仅33例，81%的气管、支气管破裂患者送达医院前已死亡。因此，早期诊断与急救，及时正确的手术治疗常能挽救患者的生命，避免肺功能的丧失及其他并发症的发生。晚期患者亦应争取施行气管、支气管吻合重建，不张的肺常能恢复膨胀，肺功能得到恢复。

1871 年 Seuvre 发表涉及气管损伤的报道，他描述了一名因四轮车压过胸部的 74 岁女性在尸检中发现右主支气管撕脱伤。1931 年 Nissen 报道一例 12 岁女孩因左主支气管损伤后狭窄行全肺切除获得成功。1949 年 Griffth 报道一例左主支气管损伤后施行狭窄段袖状切除对端吻合取得成功。

一、气管、支气管穿透伤

（一）病因

气管、支气管穿透伤一般病因明确，可由来自管腔外和管腔内的锐性暴力引起。

腔外型暴力如锐物刺伤、火器伤、刀剑劈刺或切割伤等均可导致开放性气管、支气管破裂。此类创伤大多同时并发颈胸部大血管、神经、心脏、主动脉、食管和其他邻近脏器的损伤，损伤后可发生窒息和大出血死亡等严重后果，也可因病情处理不当，导致疤痕收缩，形成呼吸道狭窄等不良后果。

腔内型暴力主要来自气管、支气管内锐性异物，如义齿、钉子、扣针、螺丝、动物类骨质等，均可刺破管壁。此外，医源性损伤如气管镜检查、麻醉插管、气管切开等也可能穿破管壁。

（二）临床表现

最常见的症状是出现明显的纵隔及皮下气肿，并且迅速向颈、肩、胸腹壁等处扩展。患者有不同程度的呼吸困难、发绀、咳嗽、咯血等表现，吸氧后呼吸困难常无缓解。创伤严重及大出血者常有休克及昏迷表现。颈部气管损伤还可有吞咽困难、声音嘶哑等表现，检查可发现随呼吸运动有空气进出颈部伤口而发出吸吮声。

胸内气管损伤与胸膜腔相通者主要表现为严重的张力性气胸，患者呼吸极度困难，剧咳、痰中带血或咯血，严重者有发绀并呈现休克状态，体检可见伤侧胸廓饱满，呼吸运动消失，叩诊回响增强，呼吸音消失，气管向健侧移位，纵隔移位，胸腔引流有持续大量的漏气。气管、支气管损伤与胸膜腔不相通多见于较小的裂伤，临床可出现无痰性干咳，迟发性皮下气肿，除后期出现肺不张和肺炎外，症状体征较轻。后期患者有肺不张体征，患侧胸廓平坦，呼吸运动减弱或消失，叩诊呈实音，呼吸音消失，气管向伤侧移位。

腔外型暴力所致气管、支气管损伤多伴有其他脏器损伤，如胸段气管或主支气管损伤常伴有主动脉及食管损伤；2~4 级支气管损伤常伴有心脏等损伤，此类患者病情常较颈部穿通伤更为严重，除纵隔及皮下气肿、呼吸困难及咯血外，一般均有开放性气胸或张力性气胸以及肋骨骨折、肺破裂、血胸等，引起严重呼吸及循环功能障碍，如不及时抢救，死亡率极高。

（三）诊断

1. X 线检查

多数患者通过 X 线检查，结合病史及临床表现，可以做出诊断。早期 X 线检查多数患者表现为张力性气胸、纵隔积气增宽、皮下及软组织积气。部分患者可见肋骨骨折和血气胸表现。一侧主支气管完全断裂，由于失去支气管的支持，受到气胸的压迫，肺萎陷不张并向心膈区坠落，形成肺下垂征，是气管、支气管断裂的特征性表现。

延期患者的 X 线检查除了显示一侧肺不张，也可看到支气管的不连续阴影，或支气管断端阴影。支气管断层或高电压拍片可清楚显示支气管狭窄及中断现象。部分患者可做支气管造影，以进一步了解支气管断端距气管隆嵴的位置和距离，为制订手术方案提供参考。

2. 纤维支气管镜检查

纤维支气管镜检查对早期诊断和定位、了解损伤程度有重要临床价值。不仅可直视受伤支气管腔内情况，还可做选择性支气管造影。对晚期患者的支气管检查不仅可明确诊断，还可排除其他原因诸如分泌物堵塞、异物、肿瘤等引起的肺不张。

（四）治疗

既往由于对气管、支气管损伤认识不足，常延误诊断，致使部分患者失去治疗机会。即使是能度过急性期的患者，后期手术也增加了治疗的复杂性，故应强调早期诊断、早期治疗。首先处理危及生命的症状及伴随伤，积极抢救以恢复与维持基本的生命功能，包括紧急止血、保持呼吸道通畅（必要时进行气管插管或气管切开）、吸氧、纠正休克等措施。待病情稳定后，根据情况再进行根治性手术。

1. 颈部穿通伤

（1）气道重建：对损伤小于气道周长 1/4~1/3 者可进行非手术治疗。对于大量漏气或通气困难者，即使裂伤小于 1/3 气道周长也不应试图进行非手术治疗。尽管单一气道短的纵行裂伤非手术治疗常获得成功，但术前区分损伤范围常有困难，并且远期易发生气管狭窄。因此，及时进行气管探查，气管断端用 3-0 或 4-0 可吸收缝线，亦可用 Prolene 缝线间断全层或连续缝合，尽量不用丝线，以防形成肉芽肿。针距、边距均为 2 mm，对合整齐缝合，并将线结打在气管腔外以防止术后形成瘢痕狭窄。术中注意保护气管两侧血供及喉返神经，气管须严密缝合无漏气。对气管损伤伤口不规则者，断端需要修剪整齐，但不宜切除过多。缝合时黏膜应对合整齐，以防术后瘢痕狭窄。当气管组织有缺损时，可采用带锁骨骨膜移植修复气管。

（2）并发症的处理：由于颈部气管外伤常并发颈部其他器官损伤，严重者可并发出血性休克，因此术中须注意探查有无食管、甲状腺以及血管、喉的损伤。

2. 胸部气管穿通性伤

（1）紧急进行气管切开并放置胸腔闭式引流管，同时给予吸氧、输血、输液等措施纠正休克。若损伤严重，经气管切开及闭式引流，呼吸困难仍不能缓解，或出现胸内大量进行性出血时，应施行紧急开胸手术进行处理。

（2）气管、支气管小的裂伤而无严重复合伤存在，经气管切开、胸腔闭式引流，大剂量抗生素防治感染等措施，常可自行愈合。

（3）大的裂伤或完全断裂均应早期施行手术修补或对端吻合，若伤侧肺严重受损应施行肺切除术。并发其他器官损伤时应同时予以治疗。

（4）术后进行气管切开，以降低呼吸道阻力，及时吸出分泌物，保持气道通畅。继续对患者进行抗休克治疗，纠正器官功能紊乱及改善患者全身状况。早期施行雾化吸入以利排痰，全身应用大剂量抗生素控制感染。

（五）预后

气管、支气管腔外型穿透伤大多有严重复合伤存在，病情极为严重复杂，预后凶险，死亡率高。腔内型创伤多无复合伤发生，如能及时确诊治疗，效果较好。

二、气管、支气管钝性伤

（一）病因

胸部遭受强力挤压或撞击是造成气管、支气管钝性损伤而破裂的主要原因，如交通事故中车辆的碰撞、碾压伤，厂矿施工中机械及塌方造成的砸伤、挤压伤、摔伤、爆炸伤等。有报道显示，气管、支气管钝性损伤在临床上较穿透伤多见，是胸部闭合性外伤早期死亡的原因之一。近年来，随着交通的发展及交通事故的增多，本病的发生率也不断上升。

（二）发病机制

Kiser 统计显示，气管、支气管裂伤发生的概率以右侧主支气管损伤最为常见，左侧主支气管、气管相对较低。部分患者可涉及左、右主支气管，甚至气管。具体损伤部位以气管隆嵴为中点，距离气管隆嵴 1 cm 以内的损伤约占全部损伤的 58%，2 cm 以内的占 76%。同时，右侧支气管损伤部位距气管隆嵴的平均距离为 1.1 cm，明显短于左侧的 1.8 cm。

有学者认为，右侧主支气管损伤常见的原因之一是右侧支气管较左侧支气管短，同时气管、左侧支气管有主动脉及纵隔等其他组织保护。另有学者认为，由于右侧支气管相对较短，因此在遭受减速伤时所受的牵拉力较左侧大。而正是由于气管、左侧支气管有主动脉及纵隔等其他组织保护，其自受伤到确诊的时间相对较右侧长。

（三）损伤机制

有关气管、支气管损伤的机制，目前主要有 3 种解释。

1. 压力学说

胸部受伤时，患者屏气，声门紧闭，膈肌固定，气管、支气管内固定于胸骨和脊柱之间，压力突然升高，当压力超过管壁的耐受能力时，则发生气道破裂。

2. 牵拉学说

胸部受突然的强力挤压时，胸廓前后径变小，横径增大，此时肺仍与胸壁紧贴，向左右分离移位，牵拉气管隆嵴，这种向外分离的牵拉力超过一定的限度时，主支气管可发生破裂。

3. 减速学说

主支气管固定于气管隆嵴，而两侧肺侧有更多的移动空间，当胸部快速减速时，产生撕裂力导致气管、支气管破裂。这一学说似乎更适合于解释交通意外事故。

实际上，气管及主支气管破裂可能是上述因素综合作用的结果。不同的患者、暴力的大小、作用部位及方式不同，主要损伤机制则有所不同，可能以其中某一种因素为主，其他因素共同作用。

胸部闭合伤可造成气管、支气管各种程度的损伤，从小裂口伤至完全断裂以及范围广泛的复杂性裂伤等，因而出现不同时期的病理变化。伤后 1 周以内的患者为早期。支气管裂伤处出现不同程度的出血、水肿、组织变性坏死以及浆液、白细胞和纤维素渗出，局部形成血肿、凝血块、纤维素沉着凝集等，堵塞和覆盖伤口。小的裂伤和通道可因此而被封闭。

由于 25%~68% 的气管、支气管损伤患者不能及时得到诊断，随着时间的推移，损伤部位及相应肺组织会出现不同的病理变化。Taskinen 等报道，气管、支气管断裂后仍可由疏松的周围袖状组织保持其连续性并在伤后维持充分通气，尤其是左侧支气管损伤患者，在 2~6 周后因肉芽组织增生出现狭窄，肺通气受限，出现肺炎、支气管炎，经反复发作，可导致支气管扩张、肺纤维化、肺实变等，肺功能永久性丧失，即使再次修复狭窄病变，狭窄远端仍形成无功能肺组织。但如果气道突然完全堵塞，远端肺组织内由于黏液充填而可以防止肺组织感染。Webb、Benfield 等应用猪动物模型完全阻断支气管达 5~7 个月，支气管再通后肺组织的功能仍可恢复。

（四）临床表现

气管、支气管钝性损伤的临床表现与损伤的部位、程度、纵隔胸膜有无破裂和气体外逸、失血量等因素相关。

1. 早期症状与体征

（1）呼吸困难及发绀：呼吸困难是气管、支气管闭合性伤突出的症状之一。引起呼吸困难的原因主要是裂伤引起的单侧或双侧气胸，呼吸道被血液、分泌物阻塞，肺不张以及肺实质的挫伤等因素。若不及时处理，呼吸困难可因气胸或气道梗阻的发展而进行性加重。严重的呼吸困难导致机体缺氧，引起发绀。

（2）气胸：大多数气管及支气管损伤与胸膜腔相通，伤后立即出现气胸症状并且迅速发展为张力性气胸，若不及时排气减压，可很快引起患者死亡。少数患者双侧纵隔胸膜同时破裂出现双侧气胸，也有一侧主支气管破裂只出现对侧气胸的情况，应引起注意。有些患者因纵隔胸膜尚完整，仅出现皮下气肿而无气胸表现。

（3）纵隔及皮下气肿：单纯纵隔气肿需施行 X 线检查方能发现，但多能迅速发展至颈部皮下而被触及，仔细检查可发现心浊音界缩小及心音低钝；有的患者伴有黑曼征。皮下气肿往往开始出现于颈前胸骨切迹上方，呈进行性发展，可迅速扩展到颈、肩、胸腹壁，甚至到达上下肢及会阴部。

（4）咯血：不少患者于伤后早期出现轻度至中度咯血，有时为血痰或痰中带血。咯血多为气管、支气管断端出血引起的，很少有大量咯血表现。咯血症状一般在伤后 3 日左右逐渐停止，少数患者由于局部继发感染以及肉芽组织增生等原因，咯血症状可持续较长时间。

（5）其他症状：支气管及肺部损伤后分泌物增多，继发感染可引起咳嗽、咳痰、发热等。胸壁复合伤、肋骨骨折等可引起胸痛、反常呼吸、损伤性窒息等。严重缺氧、颅脑损伤、大量失血可造成昏迷、休克等严重情况。

2. 延期及晚期临床表现

气管、支气管损伤后，若早期未能确诊，或由于其他原因未能早期进行手术治疗，病程超过 1 周甚至 1 个月，则进入延期或晚期。其临床表现以呼吸功能低下及感染症状为主，表现为胸闷憋气，活动后气短、发绀、咳嗽、咳痰、发热等症状。延期患者尚可遗留部分急性期表现，如气胸、皮下气肿、咯血等症状。引起呼吸功能低下的原因主要有：①肺不张使呼吸面积减小；②肺内存在右向左的分流；③支气管及肺内感染，可进一步影响气体交换，加重分流，并且使机体耗氧量增加。

支气管部分性断裂者，支气管狭窄，气道仍有交通，但排痰受阻，远端分泌物积蓄，容易并发感染。如果不能及时处理将并发支气管扩张、肺脓肿以及肺纤维化等，将导致不可逆性损害，肺功能丧失。

支气管完全断裂者，通气中断，形成完全性肺不张，远端与外界隔绝，很少并发感染。

闭合性支气管断裂后，很少引起支气管胸膜瘘。其原因是：①原来支气管并无病理改变；②经胸腔闭式引流后，断端常很快被周围的袖状组织、纤维素填塞；③断端封闭较早，胸腔与远侧肺不易感染。

（五）诊断

气管、支气管断裂的早期患者，根据病史及临床表现，及时进行胸部 X 线检查、CT 扫描及支气管镜检查即可确诊。晚期患者，除根据病史外，主要依靠支气管断层摄影、碘油造影及支气管镜检查明确诊断。

1. 急性期气管、支气管损伤的诊断依据

胸部创伤后短时间内极度呼吸困难、发绀、咯血。有重度的纵隔及皮下气肿，伤侧肺呼吸音减弱或消失。特别是纵隔气肿伴颈静脉怒张更要高度警惕气管、支气管损伤的可能。胸腔闭式引流后，持续大量漏气，肺不能复张，呼吸困难无明显改善。

胸部 X 线检查：①气胸征象，多数为张力性气胸，纵隔明显移位，少数为单纯性气胸或血气胸；②气肿征象，表现为纵隔积气增宽，皮下及软组织积气，早期颈胸椎侧位相可见脊柱前缘有透亮带，此征象是早期诊断的可靠指征；

③肺下垂征，一侧主支气管完全断裂，由于失去支气管的支持，受到气胸的压迫，肺萎陷不张并向心膈区坠落，称为肺下垂征，平卧时不能显示此特征；④气管、支气管断裂并发骨折，常并发上胸部，尤其是第1~3肋骨骨折以及锁骨骨折。

CT检查：CT扫描可显示气管、主支气管的狭窄及不连续，可见气胸、肺不张、纵隔及皮下气肿等表现。螺旋CT有助于支气管断裂的诊断和定位。有报道表明，CT扫描确定气管断裂的灵敏度为85%。

有条件时可进行纤维支气管镜检查以确定损伤的部位。

2. 延期气管、支气管损伤的诊断依据

患者有胸部遭受突然而剧烈地撞击或挤压伤病史。胸部外伤急性期过后，肺仍持续萎陷不张，患者有胸闷、气短、发绀等表现。外伤后患者逐渐出现一侧肺内阻塞性炎症、脓疡形成或支气管扩张等症状。

支气管碘油造影、胸部CT检查或光纤支气管镜检查发现支气管狭窄或阻塞不通，且曾有胸部外伤病史者。

纤支镜检查可以确定气管、支气管断裂以及狭窄的部位、程度等；对于早期或晚期患者都有诊断的价值，而阴性的检查结果则可以排除支气管破裂的存在。凡胸部外伤后出现上述临床表现而怀疑有气管、支气管破裂者，不论病期早晚，均应争取施行此项检查。

胸部X线表现如下：①延期病例，完全断裂者可见持续性肺不张、肺下垂征等表现；部分性断裂、支气管狭窄者，可见肺化脓性炎症、脓气胸、纵隔炎等表现。部分患者尚可见少量气胸、纵隔气肿或胸腔积液等表现。②晚期病例，支气管断端已闭合，气胸已经引流或吸收，可见纵隔移向患侧，肋间变窄，患侧胸廓塌陷、胸膜增厚等表现。萎陷的肺垂落于心膈角处但不如早期清晰可见。支气管狭窄并发感染则可见阻塞性炎症、支气管扩张、肺纤维化等表现。

3. 误诊原因分析

本病发病率低，临床较少遇到，若医师经验不足，对本病缺乏认识，常误诊为气胸、肺不张、凝固性血胸等而延误治疗，或因外伤后并发复合伤而掩盖病情。同时，急性期胸腔闭式引流由于支气管断端收缩移位，断裂口被软组织、血块或分泌物填塞导致病情趋于稳定或缓解；支气管未完全断裂者，肺尚有部分通气未萎陷下垂，经保守治疗症状可好转。晚期患者，由于裂伤处肉芽及瘢痕增生，引起管腔狭窄，远侧肺继发感染，易误诊为肺炎、肺不张等。支气管镜检查若忽视病史，有时可将晚期支气管腔内肉芽组织、瘢痕组织误认为是肺癌。

（六）治疗

1. 一般急救处理

支气管断裂早期死亡率为30%。一经确诊，在病情允许时应积极施行气管、支气管修补或断端吻合术，在伤后48小时内手术，纵隔气肿使组织间隙疏松，不仅容易解剖，支气管断端水肿轻，而且肺组织内无感染，分泌物少，术后可获满意效果。严重创伤病例，应首先判断患者身体各处损伤情况，确定有无严重并发伤以及呼吸循环障碍、昏迷、休克等危及生命的病情，决定治疗顺序。急救治疗及其顺序：①保持呼吸道通畅和给氧，若有急性呼吸障碍，必须紧急施行气管切开或气管插管；②对于张力性气胸，应及早施行胸腔闭式引流；③输血、输液纠正失血及创伤性休克；④同时处理其他严重复合伤，如颅脑伤、骨折、胸壁软化所引起的反常呼吸，腹腔脏器损伤等；⑤严重的纵隔气肿可于胸骨上窝处切开排气。

2. 气管、支气管损伤的早期治疗

（1）保守治疗：①气管、支气管裂口伤仅为口径的1/4~1/3（小于1 cm），经胸腔闭式引流、气管切开、控制感染等治疗，能自行愈合；1周左右拔管观察。②伤情复杂，病情危重，经积极治疗后病情仍很重，不能负担开胸手术者，应待病情稳定，至延期或晚期再施行手术治疗。

（2）手术适应证：气管、支气管损伤一经确诊，除少数适合保守治疗的情况外，都应立即手术修补及吻合；病情较重者，经胸腔闭式引流、气管切开、抗休克等治疗，在全身情况好转后立即施行手术治疗。由于支气管断端粘连轻，易解剖及吻合，手术成功率高，术后不易发生吻合口狭窄。对于部分性断裂的患者，早期手术可防止肺部继发感染及肺功能丧失。

（3）手术要点与术中注意事项：手术切口的选择须根据受伤部位而定。颈部气管损伤可采用颈部横切口，若远侧断端缩入胸内则须劈开部分胸骨以暴露

上纵隔。胸段气管及主支气管损伤，采用患侧后外侧剖胸切口，经第 5 肋床或肋间进胸。应仔细探查，结扎肺门部与胸内活动性出血点，发现并处理其他并发伤情。

①剪开纵隔胸膜，右侧切断奇静脉，显露气管、气管隆嵴与主支气管，寻找破裂口及退缩的支气管断端，缝以牵引线并适当游离、修整。吸出气管、支气管内以及局部的积血和分泌物。对于部分性断裂，给予间断缝合修补；若为完全断裂，应做对端吻合。根据术者的习惯，采取逐针间断缝合、多针缝好后一次结扎或连续缝合等吻合方法。要求对合准确整齐，严密可靠，针距与边距合适，血运良好，线结扎于腔外。吻合完毕用邻近组织或带蒂胸膜片覆盖于吻合口上，以促进愈合。充分游离胸膜粘连及肺下韧带以减轻吻合口张力。

②有广泛的肺挫裂伤，肺动、静脉损伤，或一侧主支气管复杂撕裂伤无法缝合修复时，应施行全肺切除术。肺叶支气管裂伤，而肺组织及血管无严重损伤时可予以修补吻合，否则应施行肺叶切除术。

③颈段气管创伤，解剖时宜紧贴气管壁进行。注意保护喉返神经和气管两侧纵行的血管。部分性撕裂，清创后间断缝合；完全性断裂，远侧断端常缩入纵隔内，需将其拉出进行断端吻合。

（4）术后护理。

①体位：术毕平卧位。全身麻醉清醒、生命体征平稳后改半卧位，保持头颈胸前倾位，以减弱支气管吻合口张力，有利于伤口愈合。

②呼吸道监护：维持呼吸道通畅，确保有效通气量，术后常规保留气管导管，继续人工呼吸支持，正压不宜过大。充分镇静，避免咳嗽和胸膜腔内压升高，以免吻合口漏气及影响气管吻合口的愈合。做好呼吸机的监护，保证气道温湿化。持续监测脉搏、氧饱和度（SpO_2）。术后 7~8 日可在纤支镜下吸出气管腔内分泌物的同时剪除吻合口的肉芽组织，预防吻合口狭窄。

③胸腔闭式引流：术后放置胸腔闭式引流管可排出胸腔内残留的气体、液体。观察胸腔内有无活动性出血，恢复、保持胸内负压，促进肺膨胀，预防感染。拔管不宜过早，根据病情在 5~7 日拔管。

3. 气管、支气管损伤的延期及晚期治疗

延期或晚期气管、支气管损伤患者，一般需采用手术治疗，目的是争取切除狭窄，重建气道，使肺复张；或切除严重感染受损的肺组织，以消除症状。术前除应明确诊断外，尚须判明狭窄的部位、程度以及与周围器官的关系，了解肺部有无感染，决定手术方案。

对于支气管狭窄者，若无明显感染，应争取在伤后 1 个月内施行手术治疗，彻底清除肉芽及瘢痕组织，做支气管缝合或切除狭窄段、施行对端吻合术，以防止继发感染，造成肺功能丧失。若已出现明显感染症状，远侧肺有不可逆损害时，应施行肺切除术。

支气管完全断裂晚期，远侧肺多无感染，不论伤后多久，均应尽可能施行重建手术，甚至在受伤数年以后，肺仍可能复张，功能得到恢复，有伤后 9~15 年再施行重建手术获得成功的报道。晚期手术常由于瘢痕粘连，解剖结构的改变和肺内陈旧性感染等问题而较为复杂和困难。手术成功的关键在于伤侧肺组织功能的判断，残端的显露与游离和吻合技术。

支气管两断端之间常由一硬性瘢痕带相连，可以此作为寻找上下断端的线索。若远侧断端被瘢痕组织掩盖于肺内寻找困难时，应先解剖肺动脉直达肺叶分支处，即可触及较硬的支气管残端，应防止盲目解剖误伤支气管或血管。

支气管吻合前，应充分吸尽痰液，先切开远端支气管，吸尽潴留的黏冻样分泌物，按摩肺叶以帮助吸引。以消毒的导管插入远侧支气管腔，使肺充分复张，但不宜过度加压充气，以免造成肺损伤。因长期肺不张，支气管内潴留的分泌物难以一次清除，加之肺水肿、顺应性降低等原因，不可能在术中将肺膨胀到满意程度。肺表面有纤维板形成者，须予以剥脱，以利术后肺复张。

吻合前应充分切除两残端瘢痕组织，修剪残面达软骨环处，尽量使两断端管径相近，避免将残端游离过多，以防术后因瘢痕切除不彻底、血运不良、组织坏死而造成吻合口狭窄。

术中对萎陷肺能否保留的判断甚为重要，若肺组织失去弹性，远端支气管分泌物呈脓性，支气管内加压充气肺叶不能膨胀，应放弃支气管吻合而施行肺切除术。

术后处理与早期气管、支气管裂伤一期吻合术相同。保持胸腔闭式引流管通畅对术后肺复张非常重要，有学者主张在第 2、第 8 肋间放置两个胸腔闭式引流管效果更好。术后无须施行气管切开，以减少感染的机会，早期雾化吸入有利于咳痰、胀肺。对于咳痰无力者可应用纤维支气管镜吸痰。

晚期支气管重建后肺功能恢复问题，经过长期大量的观察发现，术后胸部 X 线改变多在 3 个月左右恢复正常，肺功能的恢复常落后于胸部 X 线改变。术后复张的肺，氧吸收功能较低，该肺血供较少，仍存在右向左分流等。但总的肺功能会逐步好转，经过数月或数年后，复张肺的功能可达到或接近正常的水平。

（七）预后

根据 Kiser 等总结的胸部气管、支气管损伤病例，气管、支气管损伤的预后与损伤的部位、损伤发生时间、自损伤至诊断的时间、损伤机制、治疗的方法及损伤的严重程度等因素有密切相关性。左侧支气管损伤死亡率约为 8%，右侧支气管损伤死亡率约为 16%，气管损伤死亡率为 26%。损伤后 24 小时确诊并治疗的患者死亡率约为 25%，2~7 日确诊患者死亡率最高，约为 40%，可能与损伤严重、多器官损伤、感染、失血性休克等因素相关。7 日后死亡率明显下降，约为 3%。

（罗俊辉）

第六节　肺挫裂伤

一、概述

肺挫裂伤是指胸部在钝性或锐性损伤时，相应部位的肺组织亦受到损伤，伤处的肺组织水肿、出血、肺泡破裂。

30%~75%胸部受伤严重的患者并发肺挫裂伤，肺挫裂伤为胸部受伤最常见的并发症。在损伤严重程度评分超过 15 分的多发复合伤中，肺挫裂伤在约 17% 的患者中存在。因为单独的肺挫裂伤本身很少发生，所以其死亡率难以确定。肺挫裂伤死亡率为 14%~40%，取决于本身和复合伤的严重程度。当挫伤较小时，通常不会提高死亡率。然而，一项研究发现，约 35% 的严重胸外伤患者伴肺挫裂伤并最终导致死亡。在另一项研究中，有 11% 的患者仅因单独的肺挫裂伤死亡，而如果并发其他胸部损伤，其死亡率上升至 22%。肺挫裂伤伴连枷胸患者，其死亡率是挫裂伤患者的 2 倍以上。肺挫裂伤被认为是提高胸外伤患者死亡率的一个直接原因。

二、病因

严重创伤，如车祸、钝器伤、高空坠落、爆炸气浪伤、烟雾烧伤或骨折、脂肪颗粒肺栓塞等均可造成肺挫裂伤，钝性伤最常见。肺挫裂伤既可以是局部性的，也可以是弥漫性的（一叶或一侧全肺），既可以发生在单侧，也可以发生在双侧。

三、发病机制和病理改变

肺挫裂伤的发病机制是因胸部剧烈损伤造成肺部微血管内膜受损，致血管壁的通透性增加，水分和液体成分渗出到血管外，造成肺间质水肿和肺泡内水肿，继发肺泡萎缩，肺内动静脉分流增加，肺通气灌注比例失调。

（一）出血和水肿

在挫伤部位，肺泡和毛细血管膜被撕裂，损坏毛细血管和肺泡膜小血管，导致血液和液体泄漏到肺泡和肺间质中。随着创伤的加重，还有更严重的水肿、出血及肺泡的撕裂。因此，毛细血管出血、肺水肿是两个连续的过程。

（二）肺实变和肺萎缩

肺挫裂伤可引起肺部分实变、肺泡塌陷、肺不张（部分或全部肺塌陷）的发生。最常见的肺实变原因是肺损伤后毛细血管结构被破坏，肺泡内皮细胞间隙增大，原来正常的肺泡间隙被毛细血管渗出的水分和胶体成分填塞。受伤后1 小时内，在受伤部位就可以见到肺泡增厚，并可能形成肺实变；另外肺挫裂伤导致肺泡表面活性物质减少，也加速了肺泡的萎缩和实变，这属于继发性损伤。

肺部损伤继发的炎性过程是指血液中的巨噬细胞、中性粒细胞等炎症细胞和血液成分可以进入肺组织，释放的炎症介质导致炎症，提高了呼吸衰竭发生的可能性。在炎症反应中，产生过量的黏液，可能堵塞肺的小气道，导致小气道的萎缩。即使只是局部的损伤，炎症也可能影响到其他肺组织。因此，未受伤的肺组织也可能发生水肿、肺泡间隔增厚以及其他变化。如果这种炎症致使肺交换气体严重不足，它可导致类似急性呼吸窘迫综合征样的肺功能衰竭。

（三）通气血流比例失调

一般情况下，通气灌注比例约 1：1，进入肺泡内的通气量约等于在肺泡周围的毛细血管（灌注）血液量。肺挫裂伤时这个比例是减少的，原因是充满液体的肺泡无法与空气充分交换，氧气无法进入血液，血液没有被充分氧合就离开了肺。另一种情况是，受伤后，肺通气功能也明显下降，从而导致机械通气不足，如并发连枷胸时，没有足够的通气膨胀导致了通气灌注的失调。由于长时间的通气和灌注不匹配，将会导致血氧饱和度降低。

肺挫裂伤的主要病理改变是肺泡破裂和肺泡内出血，其次是肺水肿和气肿，有时伴肺破裂。肺出血可为斑点状至弥漫性不等，肺实质内血管破裂可形成血肿，甚至可出现血凝块堵塞气管导致窒息死亡。肺水肿轻者为间质性或肺泡腔内含有少量积液，重者可见大量的水肿液外溢至支气管以至气管内，因常混有血液，故可见血性泡沫样痰。肺出血和水肿可致肺不张。肺气肿可为间质性或肺泡性，重者在胸膜下出现含有血和气的肺大疱，发生肺破裂时可引起血胸或血气胸。

以上病理改变引起肺的顺应性下降，潮气量降低，最终导致低氧血症。严重的肺挫裂伤可以造成急性呼吸衰竭，继而导致多器官功能衰竭而死亡。

四、临床表现

肺挫裂伤的临床表现因伤情轻重不同而有所差异。轻者仅有短暂的胸痛、胸闷或憋气感，其症状还往往被其他复合伤所掩盖，是在做胸部 X 线摄片或胸部 CT 时被发现的。稍重者伤后 1~3 日出现咳嗽、咯血或血丝痰，少数有呼吸困难，体格检查听诊可闻及变化不定的散在性湿啰音或捻发音。严重者可发生急性呼吸窘迫综合征（ARDS），出现明显的呼吸困难、发绀、血性泡沫样痰等，常伴休克。除肺内啰音外，可有肺实变体征和血气胸体征。此外，常伴有其他脏器损伤的表现。

五、辅助检查

肺挫裂伤的辅助检查主要包括影像学检查和实验室检查。

（一）影像学检查

1. 胸部 X 线检查

胸部 X 线检查是最常用的诊断方法，可用来帮助已经有明确临床病史、症状体征的患者进行肺挫裂伤的诊断。肺内可见肺纹理增粗、斑片状阴影、透光度降低以至大片状密影，亦可有肺不张和血气胸的表现。

肺挫裂伤导致的肺实变区域在胸部 X 线摄片上呈白色，由于挫伤通常不限制于肺叶或肺段的解剖界限，因此它可以表现为局限性或弥漫性的斑片状或团块状影，血胸或气胸的存在可能掩盖了胸部 X 线摄片上的这种肺挫伤表现。

虽然胸部 X 线摄片是诊断的重要组成部分，但因为它敏感度较低的缺点，尤其是在损伤的早期，肺部病变不明显，往往容易漏诊。一般在肺挫裂伤 6 小时后，胸部 X 线摄片上开始出现肺部渗出性病变的特征，并且此特征出现的时间与创伤的严重程度并无直接联系，48 小时后再出现的肺部类似损伤往往与肺挫裂伤不直接相关，需要考虑肺炎及其他肺疾病。

2. 胸部 CT 检查

在 CT 影像上，若表现为密度增高的云絮状阴影，提示肺泡及肺间质出血（图 3-6）。

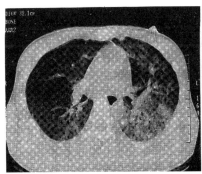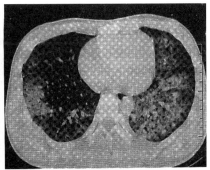

图 3-6　肺挫裂伤的胸部 CT 表现

胸部 CT 扫描是肺挫裂伤较为敏感的检查方法，它可以在识别腹部、胸部或其他伤害的同时判断是否伴有肺挫裂伤。研究表明，在胸部 X 线检查胸部损伤的患者中，检出伴随肺挫裂伤的患者约为 16.3%，而 CT 扫描则发现其中 31.2% 的患者伴有肺挫裂伤。不同于胸部 X 线，胸部 CT 扫描可以在受伤后立即检测出肺挫伤。当然，肺组织损伤后 24~48 小时的出血及水肿表现在胸部 X 线摄片和胸部 CT 上均可见。另外，胸部 CT 扫描还可以帮助确定挫裂伤程度，帮助评估患者是否需要机械通气，CT 扫描见肺挫伤范围较大的患者，增加通气是必要的；胸部 CT 扫描也有助于区分肺挫裂伤和肺出血，这是其他检查难以实现的。

（二）实验室检查

1. 动脉血气分析

可出现轻重不等的异常结果，一般呈持续性低氧血症。若通气功能受损严重，可出现低氧血症、高碳酸血症，表现为动脉血氧分压小于 60 mmHg，动脉血二氧化碳分压>50 mmHg。

2. 血常规

检查患者是否伴有感染，如出现感染可出现白细胞、中性粒细胞数量升高。

六、诊断和鉴别诊断

要诊断肺挫裂伤，需要通过了解造成肺部损伤的病史、体格检查及相关影像学资料和实验室检查综合判断。根据创伤史、临床表现和影像学检查，肺挫裂伤容易确诊，因此一般不需要进行鉴别诊断，但应注意其外轻内重、始轻末重、迅速发展和常有复合伤的特点。临床上，肺挫裂伤的症状表现最容易被其他外部损伤所掩盖，如烧伤、骨折等更易诊断的损伤。故对本病的诊断最重要的是要分析临床资料，且对这一类患者要充分考虑到肺挫裂伤的存在，及时地预防处理。

七、治疗

肺挫裂伤主要治疗方法是维护呼吸和循环功能，包括保持呼吸道通畅、给氧、必要时进行气管切开和人工呼吸器辅助呼吸以及输血、补液、抗休克治疗。有血胸、气胸者应尽早做胸腔闭式引流。注意给予止血药物，合理应用抗生素预防感染。对并发其他器官损伤进行相应的处理。一定要注意受伤部位和可能同时受到损伤的部位，防止更多的继发性伤害，并提供支持性护理，同时等待肺部的挫伤愈合。

对此类患者的各种监测非常重要，包括保持体液平衡、维护呼吸功能、血氧饱和度和脉搏的监测。为预防患者病情恶化，及时建立静脉通道和呼吸通道非常必要，特别是对并发肺炎和急性呼吸窘迫综合征的患者。治疗的目的是保证氧合、防止呼吸衰竭。

（一）单纯肺挫伤

无须特殊治疗，只需吸氧、镇痛、鼓励咳痰、预防并发症。但在早期需密切观察，复查胸部 X 线摄片及血气分析，监测是否会转变为呼吸功能不全的肺挫伤。

（二）通气

当创伤引起肺通气异常或肺换气功能无法维持正常血氧浓度时，机械通气是最有效的治疗手段。持续正压通气（CPAP）是最常见的选择模式。

双相气道正压通气（BiPAP）呼吸机的无创正压通气模式在较轻的患者中应该推荐使用，可以更好地促进患者康复，避免机械通气带来的各种问题。需要注意的是，由于肺挫裂伤患者的肺部损伤在不同阶段的主要矛盾不同，必须注意调整呼吸机压力、氧气浓度及湿度，在保证足够通气的情况下尽量降低呼吸条件，创造有利于肺组织愈合的条件。在恢复后期，部分患者由于重度肺水肿、肺部感染会引起肺实变、肺萎缩和肺间质纤维化。

根据伤情轻重分类，实施个性化治疗。对于呼吸困难不见改善、低氧血症持续存在的患者，即动脉血气分析示 $PaO_2 < 60$ mmHg，$PaCO_2 > 50$ mmHg 时，应施行气管内插管、呼吸机辅助呼吸，以高频通气或呼气末正压通气模式辅助呼吸，尽量使 $PaO_2 > 80$ mmHg，$SaO_2 > 90\%$；给予超声雾化吸入湿化气道，促进痰液排出，去除异物刺激，减少各种炎症介质的作用。对于痰液不能有效清除且预计需长期呼吸机辅助的患者，可考虑施行气管切开，建立人工气道，保持呼吸道通畅。疑有痰痂阻塞气道时，应立即进行纤维支气管镜检查，去除痰痂并做冲洗。呼吸机的使用应遵循"早上机、早撤机、个性化"的原则。当患者自主呼吸恢复好，咳嗽有力，监测血气分析正常且稳定时，即可考虑脱机，应争取早日脱机，避免呼吸机依赖。

当伤情严重到各种常规支持治疗无效时，可以使用体外膜氧合器（ECMO），在体外完成肺换气，为患者争取挫裂伤所致的肺部炎症水肿消退的时间，提高存活概率。

（三）液体治疗

目前，肺挫伤补液治疗的管理策略是有争议的。在体循环系统存在过多的液体会加重缺氧，因为肺挫裂伤可能会导致体液从受伤的毛细血管渗漏至肺间质引起肺水肿。然而，低血容量对患者有更危险的影响，可能造成低血容量性休克。因此，对于体液丢失严重的患者来说，液体复苏是很有必要的。目前的推荐是，在需要扩容治疗低血容量性休克的患者时，给予静脉补液并监测中心静脉压，限制晶体液的入量，必要时适当应用利尿药。

（四）支持治疗

呼吸道分泌物会加重缺氧，导致感染。因此，采用胸部物理治疗，如促进呼吸运动、咳嗽刺激、吸痰、敲击、移动、振动等来清除分泌物、增加氧合，对肺萎缩、实变部分复张非常重要。中度至重度患者建议预防性给予抗生素治疗。

（五）糖皮质激素的应用

糖皮质激素本身有抗感染、减轻水肿、降低毛细血管通透性和血管阻力的作用，使肺组织内分泌物减少，可抑制血小板凝聚、防止微血栓形成、减少白细胞聚集、减轻肺纤维化。应用激素要求早期、足量、短疗程。

（六）疼痛控制

疼痛控制是另一种非常重要的改善患者病情的手段。胸壁损伤导致的痛苦可使者咳嗽无力、分泌物增加，痰液积存在呼吸道，引起肺部感染、肺不张、肺实变。胸部扩张不足可能导致肺不张，从而进一步降低血液氧合。合理的镇痛药物可缓解患者疼痛，同时要防止患者产生呼吸抑制，促进患者排痰和功能锻炼。因此，不能简单地认为镇痛就是缓解患者疼痛，而是综合治疗的重要一环。

八、并发症的诊断、治疗和预防

本病最常见且最严重的并发症包括肺部感染、急性呼吸窘迫综合征和多器官功能障碍综合征（MODS）。

（一）肺部感染

肺挫裂伤常见的并发症是肺部感染，这与肺挫裂伤后弥散性肺泡膜受损，肺泡通透性升高，肺泡表面活性物质减少或失活有关。

（二）急性呼吸窘迫综合征

ARDS 的肺部病变源于广泛性的肺泡微血管受损，使内皮细胞间通透性升高，引发肺泡出血及水肿等现象，最后导致肺内无效腔及分流增大，肺顺应性降低与氧合状况变差，从而造成临床上的呼吸窘迫。病理变化大致包含 3 期：渗出期、增生期和纤维期。目前，急性呼吸窘迫综合征患者死于呼吸衰竭的概率不高，患者大多死于败血症或多重器官衰竭。对患者而言，肺纤维化的程度决定了日后的肺功能。

（三）多器官功能障碍综合征

MODS 是指在严重创伤、烧伤、大腹腔手术、休克和感染等过程中，同时或相继出现 2 个以上的器官功能损害以致衰竭，多在上述病因作用后经复苏病情平稳后发生。MODS 包括器官损害由轻到重的过程，轻者发生器官的生理功能异常，重者达到多个器官、系统衰竭的程度，称为多器官衰竭。在肺挫裂伤的患者中，创伤、烧伤、肺部伤经常并存，休克和感染也很常见，故存在着巨大的并发 MODS 的风险。

九、预后

肺挫伤通常可以自愈好转而不会造成永久性损伤，但它本身及其并发症可能对呼吸功能产生长期不良影响。大多数轻微肺挫伤 5~7 日可以明显缓解，胸部 X 线摄片上 7~10 日可以看到肺损伤明显好转。最常见的并发症是肺部感染，大多数肺部感染会随着抗生素的应用和各种支持治疗在 2~4 周好转。但肺挫裂伤的面积较大，可能会引起肺炎、肺实变、肺萎缩等比较严重的并发症，需要长时间治疗才能好转。部分患者由于病情较重和各种并发症的影响，可能形成肺间质纤维化，这将影响患者终身。但这种肺间质病变一般不会进行性加重，因此症状不会迅速发展。

（虞林湘）

胸壁疾病

第一节　胸壁畸形

胸壁畸形主要包括先天性胸壁畸形和外伤、手术引起的胸壁畸形，本节只讨论先天性胸壁畸形。

一、漏斗胸

漏斗胸是指胸骨、肋软骨和部分肋骨向脊柱凹陷形成漏斗状的一种畸形，绝大多数漏斗胸的胸骨从第 2 或第 3 肋软骨水平开始向后，到剑突稍上一点处为最低点，再返回向前形成一船样畸形。

(一) 病因和发病机制

漏斗胸的病因尚不清楚，一般认为是下胸部肋骨和肋软骨发育过度，挤压胸骨向后移位形成的，也有学者认为是膈肌胸骨部发育不良，向后牵拉胸骨所致。胸骨、肋软骨和部分肋骨向脊柱凹陷，使胸骨和脊柱之间的间隙减少，胸腔与纵隔内的脏器受到压迫，影响其心肺功能。患者膈肌明显下降，肺活量随之下降。

(二) 临床表现

漏斗胸较轻者可无明显症状，漏斗胸较重者可压迫心肺，产生呼吸循环症状，并可影响患儿生长发育。主要表现为胸部漏斗状畸形，肺活量减少，残气量增加，反复出现呼吸道感染症状，活动后心悸、气短，甚至出现心前区疼痛。症状多随年龄的增长而加重。学龄前畸形多呈对称，对心肺功能影响较小。随年龄增长畸形逐渐加重，多为不对称，常有轻度驼背、腹部凸出等特殊体型，给患者带来严重的精神创伤。漏斗胸患者可伴有左肺发育不良或缺如，也可并发左侧缺肢畸形。

（三）实验室检查和特殊检查

1. 胸部 X 线和 CT 检查

可清楚地显示胸壁凹陷程度及心脏移位情况。由于心脏受压向左移位，胸部 X 线摄片显示心脏右缘与脊柱平齐。侧位片示胸骨体凹陷，胸骨与脊椎间距明显缩小，严重者几乎接触。膈肌下降，活动减少。手术后可见上述畸形恢复情况。

2. 心电图检查

由于心脏左移和右心室受压，心电图可见 V_1 导联的 P 波倒置或双向。也可有右束支传导阻滞。经及时治疗，心脏复位后，心电图改变可逐渐恢复正常。

3. 呼吸功能检查

可表现肺活量减少，残气量增加，小气道通气受阻。手术后限制性通气功能障碍可消失。

4. 超声心动图检查

可见射血分数和左室短轴缩短率较正常儿童明显偏低。

5. 心导管检查

可描记到右室压力在舒张期斜坡和平台，类似缩窄性心包炎。心血管造影显示右心受压畸形和右室流出道受阻。

（四）诊断和鉴别诊断

漏斗胸通过视诊即可做出诊断，但同时必须明确畸形程度和有无其他畸形。判定畸形程度的方法如下。

1. 盛水量测定

患者平卧位，向前胸凹陷部位注水，以所盛水的量来判定畸形程度，或用橡皮泥填满凹陷部位，将橡皮泥取下，放入盛满水的容器中，以其所排出的水量来表示畸形程度。超过 200 mL 者为重度。

2. 胸脊间距测定

根据胸部侧位 X 线摄片，胸骨凹陷最深处后缘至脊椎前缘的距离表示畸形程度。胸脊间距大于 7 cm 为轻度，在 5~7 cm 为中度，小于 5 cm 为重度。

3. 漏斗胸指数（FI）表示法

$$FI = (a×b×c) / (A×B×C)$$

式中，a 为漏斗胸凹陷部位纵径；b 为漏斗胸凹陷部位横径；c 为漏斗胸凹陷部位深度；A 为胸骨的长度；B 为胸廓的横径；C 为胸骨角至椎体的距离。

漏斗胸指数大于 0.3 为重度，在 0.2~0.3 为中度，小于 0.2 为轻度。

4. 体表波纹分域图

利用光源和格子的投照方法，将胸壁凹陷部位的波纹等高线图像拍下来，并将波纹等高线的间隔和数目输入计算机，计算出凹陷部位的容积，可确定漏斗胸的畸形程度及评价手术效果。

（五）治疗

研究发现，药物治疗和胸部锻炼不能矫正胸部畸形。因此，轻度漏斗胸无须处理，中、重度均需手术治疗。手术不仅仅是为了美观，更是为了解除畸形的胸壁对心肺的压迫，恢复受损的心肺功能。由于漏斗胸畸形随年龄的增长而加重，手术应尽早进行，一般认为 3~10 岁为宜。3 岁之前有假性漏斗胸，很可能自行缓解。Haller 报道，对 4 岁幼儿做切除 5 根肋骨以上的胸壁整形手术，会阻碍胸壁的生长发育，使幼儿呼吸功能减退，难以进行跑步等运动，认为手术最好选择在 6 岁以后进行。但也有学者主张，只要有明显的畸形，就应立即手术，不应等加重后再手术。年龄越小，畸形越轻，治疗效果越好。学龄前进行畸形矫治，可避免心理上产生不良影响。

1. 胸骨翻转术

胸骨翻转术，即将胸骨带血管蒂旋转 180°，并进行适当地修剪和固定。此手术适于成年患者，手术效果令人满意。

（1）带血管蒂胸骨翻转术：胸腹正中切口，将胸大肌向两侧游离，显露凹陷的胸骨及两侧畸形的肋软骨，并沿腹直肌外缘游离腹直肌至脐水平。切开肋弓下缘，游离胸骨和肋软骨内面的胸膜。在肋软骨骨膜下，切断两侧所有畸形的肋软骨，切线由前内向后外斜行，通常包括第 3 至第 7 肋软骨和肋间肌。彻底游离胸骨后组织，切断附着于胸骨体两侧缘的肋间肌束和附着于肋软骨和剑突上的腹直肌。在胸骨上段，第 2 肋间水平游离出约 10 cm 胸廓内动脉，用线锯横断胸骨。将胸骨左右翻转 180°，检查双侧乳内动脉及腹壁动脉血供情况，应避免有张力，至少保证一侧动脉通畅供血。将两侧相对应的肋软骨修整固定。如果胸骨过度凸起，也应修整剪平，并将横断处缝合固定。胸骨后放置闭式引流管，缝合胸大肌、皮下组织和皮肤。术中不切断乳内动脉和腹直肌，胸骨翻转后血运丰富，术后胸壁稳定，无反常呼吸，患者可早日下床活动，畸形纠正效果令人满意。

有些学者报道，在横断胸骨前，先游离并切断胸廓内动脉，只保留腹直肌蒂作为胸骨的血液供应，或在剑突水平，切断乳内动脉与腹壁动脉的交通，只保留上下一端血管供血，也可取得同样效果。胸部扁平的患者将翻转后的胸骨上端切成斜面，重叠缝合于胸骨柄上，部分过长的肋软骨也重叠缝合，术后可获得更满意的胸廓外形。

（2）无蒂胸骨翻转术：采取胸骨正中或双乳下横切口，切开畸形肋软骨的骨膜，切断肋软骨，将肋软骨和胸骨从骨膜下剥出。从畸形开始处将胸骨切断，切除过长的肋软骨，用抗生素溶液冲洗后，翻转 180°缝于胸骨和肋骨上。

无蒂胸骨翻转术适用于已骨化的患者，其优点是不需要异物支撑。缺点是可能造成胸骨坏死，创伤大。注意在剥离肋软骨骨膜时，应轻柔操作，剥离充分。肋软骨骨膜、肋骨骨膜、肋间肌应保持完整，尽量不要损伤肋间血管和胸廓内动脉，胸骨翻转后将肋软骨骨膜、肋骨骨膜、肋间肌包绕缝合在翻转骨瓣和肋骨、肋软骨前端。

2. 胸骨抬举术

胸骨抬举术，即将肋软骨适当修剪，使下陷的胸骨抬高。该手术简单，适用于下陷较平的患者。

（1）肋骨成形术：单侧较深而胸骨无畸形的漏斗胸，可施行肋骨成形术。从中线向患侧做一曲线切口，在骨膜下将畸形的肋骨和肋软骨解剖出来，在肋骨和肋软骨做多个横行切口；用巾钳将肋软骨向前上方牵拉，使向前下方斜行的肋骨上移到正常的肋骨走行位置，切除过长畸形的肋软骨，缝合固定两侧相应的肋软骨断端。由于两侧肋软骨向上牵拉合力，可将凹陷的胸骨拉起保持上举前挺的位置。本术式适用于骨质较为柔软的小儿患者。

（2）胸骨抬高术：在骨膜下切断全部畸形的肋软骨，通常是3~6根，左右两侧分别进行。年龄较大的患者，肋软骨外端要切至肋骨骨质。切断附着于胸骨下部肋软骨的腹直肌肌束，游离出剑突，剪断与胸骨相连部分，将胸膜推向两侧；切断相应的肋间肌束，使胸骨自第2肋骨以下完全游离，胸骨向下凹陷开始处两侧的正常肋软骨，通常是第3肋软骨，距胸骨外缘2 cm处，在骨膜下由内前向外后斜行切断。抬起胸骨，使此肋软骨胸骨端位于肋骨端前面，并缝合固定。通过杠杆作用使胸骨上抬，如矫正满意，固定即可。如矫正不满意，可于第2肋骨水平将胸骨后壁横向截骨或前壁楔形截骨，在横向截骨处嵌入肋软骨片，并缝合固定，使胸骨抬高至适当水平。将肋间肌、胸大肌、胸筋膜和腹直肌缝合在胸骨上，缝合皮肤。为了更好地固定胸骨，有研究者用克氏针或其他金属支架，将胸骨固定于第3或第4肋骨上，使胸骨固定更加牢靠，避免了术后发生反常呼吸。此方法需再次手术取出金属材料。

（3）不对称漏斗胸胸骨肋骨抬举术：不对称漏斗胸胸骨向右旋转，右前胸壁凹陷，普通胸骨抬高术不能矫正。本术式具体操作如下：在骨膜下切断畸形的肋软骨、肋间肌和剑突，使胸骨体游离。胸骨柄行斜性楔形切开，将胸骨体扭转并抬高到正常位置并缝合固定。胸骨旁两侧畸形开始处肋软骨斜行切断，胸骨端重叠在肋骨端前并缝合固定，保持胸骨抬高的位置。如果右前胸壁凹陷较深，右侧肋软骨低于左侧，可在右侧肋软骨断端之间垫入软骨块，再用合成缝线缝合。如果胸骨重度旋转，可在胸骨柄楔形截骨下方，再做楔形切开，缝合固定后可使胸骨进一步回转至正常位置。

3. 钛合金板

与克氏针相比，钛合金板有许多优越性：①能透过X线；②不影响MRI检查；③通过机场安全检查时，不引起金属探测器报警；④弹性好，不容易移位；⑤有很好的依从性和组织相容性，避免了使用克氏针后限制患者术后的生活。钛合金板正逐渐成为漏斗胸矫正手术的首选材料。生物可吸收网也被用于胸骨固定，且效果良好。避免了术后因胸骨固定不良，造成的胸骨移位和疼痛，并对重建胸壁和上腹壁有重要作用。Marlex网也是很好的固定胸骨的用品。

4. 胸腔镜

胸腔镜的发展给漏斗胸矫正手术带来了革命性的变化，很大程度上减小了手术创伤。20 世纪 90 年代，Nuss 报道了此手术，常规麻醉后，两侧锁骨中线切口，乳头水平经胸肌至胸腔打一隧道，在胸腔镜下将弯曲的钢条凹面向前穿过胸骨后方，到达另一侧穿出。翻转钢条，使其凹面向后，将胸骨抬起，畸形被矫正。再用钢丝将钢条固定于两侧肋骨后面。手术安全，创伤小，并发症少，受到患者和医生的欢迎。

（六）预后

漏斗胸矫形手术术后并发症极少且轻微，包括气胸、血胸、心包炎和心包积液、伤口感染、胸骨或克氏针移位，以及心血管并发症，其中气胸最为常见。微创手术后有发生脊柱侧弯者。胸骨翻转术最严重的并发症是胸骨缺血性坏死和切口感染，胸骨抬举术最严重的并发症是术后复发，往往发生于多年以后，通常为身体瘦长，肌肉发育较差者。Shamberger 和 Welch 报道 704 例漏斗胸矫形手术，术后复发 40 例，复发率为 5.7%。

导致复发的原因：①上举胸骨缺乏有效固定，自体肋骨固定不够，金属支架断裂或过早取出；②年龄越小，肋骨切除越广，复发率越高。肋骨和肋软骨交界处纤维化，形成瘢痕阻碍胸壁发育，造成胸骨周围带状狭窄，影响肺功能。

预防术后复发要点：①应在 6 岁以后做漏斗胸矫形手术；②严格掌握手术范围，肋软骨切除每侧不超过 4 根，长度不超过 2.5 cm，尽量保留肋软骨骨膜、肋骨膜和肋间肌；③术后应进行体育锻炼，改变体型姿势。

二、鸡胸

鸡胸为胸骨向前凸出，两侧肋软骨凹陷形成的畸形，因类似鸡胸而得名。约 90% 的患者为对称性，即胸骨向前凸出，两侧肋软骨呈对称性凹陷。约 9% 的患者为不对称性，即一侧肋软骨向前凸出，另一侧胸骨正常或倾斜。约 1% 的患者为胸骨柄畸形，累及胸骨的骨性连接，造成胸骨柄突出和胸骨体下陷。

（一）病因和发病机制

鸡胸的病因尚不清楚，多数学者认为是肋软骨过度生长，挤压胸骨向前移位，胸骨下部因受膈肌的反向牵拉，使胸骨形成中央部向前凸出的弓形。Brodkin 和 Chin 等认为膈肌的发育异常是鸡胸形成的主要原因。

（二）临床表现

轻度的鸡胸常无明显临床症状，多为自己或他人无意中发现。较重的鸡胸畸形明显，临床上很容易确诊。鸡胸主要是胸骨前突和脊柱后突使胸廓前后径增加，胸壁弹性减退，限制了胸部的扩张，导致呼吸幅度减弱，可引起慢性肺部感染。约33%的患者有中度气短、乏力和胸疼表现，但无心肺功能严重减退表现。大部分患者因胸壁畸形而在精神上负担较重，常有自卑感。不同患者畸形的情况有所不同，较常见的是胸骨下部向前凸出明显，两侧肋软骨向后凹陷；有些患者则是胸骨柄明显前凸，胸骨迅速回降，继而转向前方，形成"Z"形畸形。鸡胸主要是前胸壁的前凸畸形，根据肋软骨及胸骨向前凸出畸形的形状分为四种类型：对称型、非对称型、鸡胸和漏斗胸混合畸形以及上部肋肋软骨胸骨畸形。有学者则把鸡胸分为四型：胸骨弓状前凸型、非对称、胸骨柄前凸型和胸骨抬举型。

（三）实验室检查和特殊检查

胸部侧位X线摄片可清楚显示胸骨的畸形状况，其他检查常无异常发现。

（四）诊断和鉴别诊断

一般目测即可诊断，胸部X线摄片有助于确定鸡胸的类型和有无其他胸壁畸形存在，超声心动检查可发现有无心脏畸形。

（五）治疗

鸡胸即使症状不重，也应手术治疗。3岁后即可接受手术，年龄越小，疗效越好。手术可分为胸骨翻转法和胸骨沉降法。

1. 胸骨翻转法

和治疗漏斗胸手术一样，切开胸部皮肤和皮下组织，分离胸大肌，切断两侧肋软骨和胸骨，将胸骨板翻转180°，经适当修剪后缝合固定。

2. 胸骨沉降法

分离胸大肌后，在软骨膜下切除畸形的肋软骨，对于极度隆起、伸长的肋软骨，要切除其全长。剩留的肋软骨骨膜要逐根缝缩，可使原来隆起的胸骨，恢复到正常位置。如果仍不能平整复位，可将胸骨横行截骨，将胸骨向后放置于适当位置固定。有时为了更好地纠正畸形，胸骨需2次截骨。对于上部肋软骨胸骨畸形则需从第 2 肋软骨开始切除畸形的肋软骨，在胸骨前突最明显的部位，施行更大范围的楔形截骨术，再将上段胸骨向后推移，同时将下段胸骨向前推移，对合骨截面，固定缝合。如果遇到复杂畸形，可配合胸骨斜行截骨，使胸骨向前移位并旋转。如果遇到剑突畸形或生长不正者，可将剑突切除。缝合前胸骨旁要放置引流管。畸形不对称时，对于一侧隆起的肋软骨，可逐根进行处理，先在软骨膜上做横切口，分离软骨膜后切除隆起的肋软骨，逐一缝缩剩留的肋软骨骨膜。如果胸骨位置正常，只切除隆起的肋软骨即可矫正畸形。如果胸骨扭转，切除隆起的肋软骨后，则需将凹陷侧胸骨横断，并将胸骨恢复到正常位置后缝合固定。如果畸形侧肋软骨广泛切除，正常侧肋软骨需进行小段切除，使两侧肋软骨保持平衡，以免术后胸骨左右倾斜，使畸形更加严重。

所有鸡胸矫正手术在缝合软组织与皮肤前，最好先用巾钳将两侧肌肉和皮肤拉拢对合，观看胸廓外形及其表面是否光滑平整，及早修整遗留畸形，使手术更加完美。胸腔镜技术使鸡胸矫正手术能够成为微创手术，切口小，也更加美观。

（六）预后

鸡胸矫正手术安全可靠，并发症发生率较低，包括气胸、伤口感染、复发及术后肺炎等。再次手术者均为复杂畸形。

三、胸骨裂

先天性胸骨裂是一种少见的胸壁畸形，其特征是胸骨部分缺如，心脏前方失去骨骼保护，多伴有心脏异位或其他先天性心脏畸形。

（一）病因和发病机制

正常胸骨由中胚叶侧板的两侧胸骨索相互融合而成，如果胚胎发育至第 8 周时两侧胸骨索未融合或融合不完全，则出生后表现为胸骨裂。胸骨裂可以是完全的，也可以是不完全的。患者胸骨中间的裂隙被其他组织填充，心包、胸膜和膈肌完好无损，可伴有或不伴有心脏或其他畸形。

（二）临床表现

胸骨裂按裂隙的程度和部位分为上段胸骨裂、下段胸骨裂和全胸骨裂。多数胸骨裂发生于胸骨上部，亦可延伸至剑突。缺损呈"V"形或"U"形，甚至完全分裂。皮肤薄而透亮，当啼哭或做 Valsalva 动作（用力呼气并关闭声门）时，缺损部隆起，吸气时相反。可见明显的心脏跳动。根据心脏异位的情况可分为3种：①单纯胸骨裂，不并发异位心脏。缺损区皮肤甚薄，似破裂样透亮，有时自脐孔至颈部皮肤增厚，色素沉着，如瘢痕样。②胸部异位心。前胸壁无其他组织覆盖心脏，心脏暴露于胸廓之外，从胸壁的中上部膨出，一般没有心脏本身的畸形。③胸腹部异位心（Cantrell 五联征）。低位胸骨裂，膈肌前部缺损，心包壁层缺失，分开存在或与之连续的脐膨出，多数患者有心脏畸形。

（三）实验室检查和特殊检查

胸部 X 线检查可明确胸骨缺损程度，胸部 CT 检查可提供胸壁软组织缺损、心脏位置等更加详细的情况，超声心动图主要检查是否存在并发心脏畸形。

（四）诊断和鉴别诊断

本病根据临床表现和胸部 X 线、CT 检查、超声心动图等即可做出明确诊断。

（五）治疗

单纯胸骨裂提倡在新生儿期进行手术，缺损修补可不用替代材料，对"U"形缺损胸骨裂，将其尾端相连处切断，即可将分离的两半胸骨连接在一起并直接缝合，术后无压迫心脏、复发和愈合不良等并发症。而年龄较大的患者直接缝合难度较大，产生心脏压迫的机会较多。有研究表明，施行多根肋软骨斜行切断术，以延长肋软骨，有利于减少心脏压迫。目前多采用 Marlex 网作为修补材料，并用自体肋骨劈开骨片作为支撑物，手术相对简单，不对心脏产生压迫。应用其他自体移植物或合成材料修补，以及切断肋弓等，均有过报道。并发异位心者向胸腔内还纳心脏，可引起大血管阻塞，手术死亡率超过80%，只有少数婴儿成功地施行了外科修复手术。手术方法有皮肤遮盖、纳入皮下隧道成形术等。此型患者多伴有先天性心脏畸形，术前应做心导管检查，如果发现室间隔缺损等病变，应先做心脏修补手术，再进行胸壁修补。Cantrell 五联症患者需用涤纶或 Marlex 网等合成材料修补，单纯用皮瓣难以成功。Welch 和 Shamberger 总结了已报道的43例手术治疗患者，死亡25例（58%），其中2例术前心导管诊断并发法洛四联症，在低温下做心脏直视手术取得成功。

（韩勇平）

第二节　胸壁结核

胸壁结核是指胸壁和软组织、肋骨、肋软骨或胸骨的结核性病变。多形成脓肿或窦道，常需手术治疗。

一、流行病学特点

胸壁结核可见于各年龄段，但以青少年较为多见，男女比例为（1.2~2）：1。近年来，随着肺结核发病率的提高，胸壁结核也有增加的趋势。

二、病因和发病机制

胸壁结核多继发于肺结核和胸膜结核，可与原发病灶同时存在，多数发现胸壁病变时，原发病灶已愈。胸壁结核脓肿多源于胸壁深部的淋巴结，穿透肋间肌到达胸壁浅层，往往在肋间肌内外各有一个脓腔，中间有孔道相通，形成哑铃状病变。肋骨结核易发生于第5~7肋骨，多由胸膜结核引起。结核蔓延至胸壁的主要途径如下。

（1）淋巴途径。结核杆菌（即结核分枝杆菌）从肺或胸膜病变处，经淋巴管侵至胸壁淋巴结，再穿破淋巴结侵入周围组织，形成结核脓肿。这是胸壁结核最常见的感染方式。

（2）直接蔓延。靠近胸膜的肺结核和胸膜结核可直接蔓延至胸壁各层组织，胸壁病灶和胸内病灶经肋间较细窦道相通，形成典型的哑铃状病灶。

（3）血行播散。结核杆菌经血液循环到达肋骨或胸骨骨髓腔，引起结核性骨髓炎，穿破骨皮质后形成脓肿或窦道。

三、临床表现

患者多因无痛性胸壁肿块就诊，或因肺结核或胸膜结核就诊时发现。单纯胸壁结核中毒症状轻微，同时患有肺结核或胸膜结核时，患者可伴有不同程度的结核中毒症状，如低热、乏力、盗汗、食欲缺乏、体重下降等。部分患者早

· 66 ·

期出现胀痛和触压痛，当皮下出现寒性脓疡时，疼痛反而减轻。胸骨结核患者上肢活动时有牵扯痛，咳嗽、深呼吸时疼痛加重。60%~70%的患者病变累及肋骨。肿块多好发于第3~7肋间前胸壁或侧胸壁，基底较宽，固定，中等硬度，有时可触及波动感。局部不红不热，无明显压痛。混合感染时皮肤变薄变红，皮温增加，有压痛等急性炎症表现。破溃后排出水样浑浊脓液，无臭，伴有干酪样物质，或创口经久不愈，形成溃疡或窦道。

四、实验室检查和特殊检查

大多单纯胸壁结核血象不高，红细胞沉降率较快，结核菌素试验阳性。胸部X线检查可发现胸膜和肺内结核病灶，但显示的病变程度往往比实际的要轻。因此，胸部X线摄片阴性不能排除诊断。有学者总结820例胸壁结核，胸片有明显肋骨破坏25例，而术中发现肋骨破坏530例，严重者破坏达5~6根。破坏长度为2~10 cm。肋骨或胸骨侧位和斜位像可显示病变骨呈溶骨性破坏、骨质缺损、死骨形成，胸骨角凹凸不平、间隙增宽。有时可发现胸骨后形成圆形或椭圆形脓肿，凸向纵隔。对于胸部X线不显影的胸壁结核应做胸部CT扫描。CT能很好地显示病变的范围、形状以及病灶与胸腔的关系、胸膜和肺的病变情况。一般表现为周围强化的低密度病灶，可见钙化，肋软骨和骨质破坏。软组织脓肿、肋软骨和骨质破坏、死骨形成对胸壁结核的诊断是具有特异性的。对于有脓肿的胸壁结核，二维超声检查能准确探及脓肿的存在和范围，还可定位。诊断性穿刺可抽出黄白色、无臭稀薄脓液或干酪样物，抗酸染色和细菌培养可确定诊断，并可进行药敏试验，针吸活检抗酸染色阳性率为30%~60%，细菌培养阳性率为30%~80%，聚合酶链反应（PCR）诊断阳性率更高。穿刺时应注意从肿块上方进针，经过一段潜行刺入脓腔，严格无菌操作，防止造成混合感染。有慢性窦道或溃疡形成时，可进行病理活检，发现结核结节即可确诊。

五、诊断和鉴别诊断

发现胸壁无痛肿块，按之有波动，或窦道溃疡，应首先想到胸壁结核的可能。胸部X线及CT检查能发现其他结核病变。细菌学和病理学结果是诊断的确定因素。诊断时要与化脓性骨髓炎和化脓性胸壁脓肿相鉴别。深部的结核性脓肿可能与胸壁肿瘤相混淆，特别是胸壁血管瘤，也可触及波动感，诊断性穿刺有助于鉴别。穿刺部位应选在脓肿的上方，避免垂直穿刺导致脓液沿针道流出形成瘘管。胸壁放线菌病也属胸壁慢性炎症，肿块坚硬，有多数瘘管，脓液中找到硫磺样颗粒可确诊。胸壁结核要与结核性脓胸所致胸壁穿通流注寒性脓肿相鉴别。应常规做胸部 X 线检查、二维超声检查，必要时做 CT 检查以明确诊断，避免误诊误治。肋骨结核还需与肋骨巨细胞瘤、肋软骨炎相鉴别。肋骨巨细胞瘤呈梭形，表面有凸凹不平，硬韧性肿大，无波动，胸部 X 线摄片即可明确诊断。肋软骨炎均在肋软骨与肋骨相接处，肋软骨呈膨胀性增大，表面光滑硬韧，有压痛，无波动，有时上肢活动或深呼吸可产生牵扯痛，胸部 X 线摄片不显影。

六、治疗

胸壁结核是全身结核的一部分，治疗时要注意全身情况，检查肺部及其他脏器有无结核。单纯依靠抗结核治疗治愈的可能性较小，建议以手术治疗为主。一般情况下，术前正规抗结核治疗 2 周，注意休息营养。应用异烟肼 300 mg、利福平 450 mg、乙胺丁醇 750 mg，以上 3 种药物均每日 1 次，口服；链霉素 750 mg，每日 1 次，肌内注射。由于抗结核药物大多对肝脏有损害，应定期检查肝功能。病情稳定后再施行手术治疗。并发化脓性感染时应切开引流，控制感染后再施行手术治疗。较小的胸壁结核脓肿可在应用抗结核药物的同时，进行脓肿穿刺抽脓，局部注入抗结核药物，部分患者可治愈。效果不好时应考虑手术治疗。

胸壁结核手术治疗原则是彻底清除结核病灶，消灭脓腔。术中应仔细探查窦道分支及范围，将脓腔、窦道和肉芽组织彻底清除。一定要切除位于脓腔上面的肋骨，使脓腔彻底敞开，不留任何残腔。创面要彻底止血，局部可应用抗结核药物。残腔过大可用临近带蒂肌瓣填补，放置引流管后伤口严密缝合，加压包扎 2~3 周。拆线时间以术后 10~14 日为宜。术后正规抗结核治疗 6~9 个月，并发其他部位结核者可根据病情适当延长抗结核治疗时间。如果胸壁结核并发包裹性脓胸，应在病灶清除术基础上尽可能施行胸膜剥脱术，以利于肺的复张和功能的恢复。肺难以复张者进行病灶清除和施行胸廓成形术。肋骨和肋软骨结核应彻底清除结核坏死组织和死骨，将破坏的肋骨从两端接近健康骨质处切断清除。沿肋骨床、脓肿四壁探查，邻近肋骨骨膜是否有破坏脱落，有没有和邻近肋骨后面相通的瘘管。病变可累及一段肋骨，也可累及多段肋骨，每穿通一根肋骨后达到另一根肋骨间隙均形成哑铃状病灶，术中一定要找到病灶，凡累及的肋骨必须全部切除，方能达到彻底治疗的目的。胸骨及胸锁关节结核病灶内清除脓液、干酪样物、结核肉芽组织，必要时进行锁骨胸骨端切除，清除锁骨后面的结核坏死组织。直至清除到健康、新鲜出血的骨质为止。对并发胸骨后脓肿者要彻底清除脓肿区域，脓肿壁要刮干净，探查有没有瘘管和纵隔相通。注意勿损伤乳房内动静脉，避免大出血，关闭创口时要严格止血，防止术后血肿影响创口愈合。

七、预后

经手术和正规的抗结核治疗，90%以上的患者可一期治愈，3周后出院。少数患者病变复发，需进行二次手术治疗，主要原因是窦道切除不彻底和抗结核药物应用不规范。手术并发症有术后出血、窦道形成、伤口愈合不良和肺结核活动。有报道称，长期慢性胸壁结核与发生 B 细胞型淋巴瘤和上皮样血管肉瘤有密切关系，应密切随访。

（李金河）

第三节　胸壁肿瘤

一、分类

胸壁肿瘤一般是指发生在胸壁深层组织的肿瘤，包括骨骼、骨膜肌肉、血管、神经等组织的肿瘤，但不包括皮肤、皮下组织及乳腺肿瘤。

在临床上，胸壁肿瘤分为原发性和继发性两大类，其组织来源复杂，病理类型众多，临床表现不一，临床确诊及诊疗有一定的困难。其中，原发性约占60%，继发性约占40%。原发性肿瘤又可分为良性和恶性两种，前者约占40%，后者约占60%。据文献统计，原发于胸壁骨骼部分的肿瘤占全身原发骨肿瘤的

5%~10%。其中，约95%发生于肋骨，约5%发生于胸骨；恶性约占52.5%，良性占47.5%。肋骨肿瘤发生于前胸壁及侧胸壁者多于发生于后胸壁者。原发于深部软组织如肋间组织和骨膜者多为软组织肉瘤及神经类肉瘤。

原发性胸壁肿瘤的病因尚不明确。过去有学者认为与胸壁创伤有关，但近年来此说法已被放弃。主要是因为胸壁创伤的发生率较高，而胸壁原发性肿瘤的发病率相对较低，两者相差极为悬殊。

继发性胸壁肿瘤多来自他处恶性肿瘤的转移，也有来自邻近器官如乳腺、肺、胸膜和纵隔的原发性肿瘤对胸壁的直接侵犯，常造成肋骨的局部破坏或病理性骨折，引起疼痛，但肿块多不甚明显。较多见的胸壁继发性肿瘤多来自肺癌、乳腺癌、肾癌、胃癌、食管癌、直肠癌等，少数也可来自甲状腺癌和鼻咽癌。

胸壁肿瘤的病理类别繁多，各家分类也不一致。胸壁骨骼肿瘤中良性者以软骨瘤、骨软骨瘤、骨纤维结构不良（或称骨纤维瘤、骨囊肿）等为常见；恶性者以软骨肉瘤、骨肉瘤、恶性骨巨细胞瘤、多发性骨髓瘤、尤文肉瘤等为常见。软骨肿瘤约占全部肋骨和胸骨肿瘤的48%。发生于胸壁深层软组织的肿瘤，良性者以神经纤维瘤、纤维瘤、脂肪瘤等较为常见；恶性者以纤维肉瘤、神经纤维肉瘤、血管肉瘤等为常见（表4-1）。

表4-1 胸壁肿瘤的分类

原发性肿瘤				继发性肿瘤	
骨骼肿瘤		软组织肿瘤		转移性肿瘤	邻近器官肿瘤侵犯
良性	恶性	良性	恶性		
骨软骨瘤、骨软骨瘤、骨巨细胞瘤、肋骨骨囊肿、骨纤维瘤等	软骨肉瘤、骨肉瘤、肋骨尤文肉瘤、骨髓瘤、恶性骨母细胞瘤、恶性骨巨细胞瘤、胸骨浆细胞瘤等	脂肪瘤、淋巴管瘤、血管瘤、纤维瘤、横纹肌瘤、神经纤维瘤、神经鞘瘤、硬纤维瘤等	脂肪肉瘤、淋巴管肉瘤、血管肉瘤、纤维肉瘤、横纹肌肉瘤、神经纤维肉瘤、恶性神经鞘瘤等	胸壁转移癌、胸壁转移性肉瘤	肺恶性肿瘤、乳腺恶性肿瘤、胸膜恶性肿瘤、纵隔恶性肿瘤

胸壁肿瘤分类给我们的启示是区分胸壁肿瘤的良性与恶性、原发性与继发性、部位与范围及其组织病理类别，对于制订治疗方案十分重要。尤其应该注意的是，有些肿瘤，如软骨瘤、纤维瘤和神经纤维瘤等尽管在病理组织学检查时属于良性，但其生物行为呈恶性，即其生长既具有浸润性，极易复发，又具转移性。因此，在治疗方案上应按恶性新生物处理。

二、临床表现

胸壁肿瘤的症状取决于肿瘤的部位、大小、组织类型、生长速度及与周围组织器官的关系。胸壁肿瘤一般生长缓慢，在早期可能没有明显的症状，只在体检或局部受撞击引起疼痛时才被发现。随着肿瘤的不断生长和发展，约 2/3 的患者有不同程度的局部疼痛或压痛，一般骨骼肿瘤的疼痛程度多重于软组织肿瘤，尤其是恶性肿瘤及肋骨转移性肿瘤。胸前壁及侧壁的肿瘤比较容易被发现，胸后壁的肿瘤由于有较厚的肌层和肩胛骨的掩盖，往往发现较晚。有严重持续局限性疼痛者常提示为恶性肿瘤，但无疼痛者亦不能完全排除恶性。有的胸壁肿瘤向胸内生长，外表并不显著，因而有时直到肿瘤引起胸内压迫症状后才被检查发现。瘤体压迫和浸润周围组织、肋间神经、臂丛及交感神经时，除有神经痛外，还会有肢体麻木或霍纳综合征。

肿瘤直径大于 5 cm 者，多为恶性。生长迅速的肿瘤多数是恶性的，或是在原来良性的基础上发生了恶变。生长迅速的肉瘤有时会发生中心坏死、溃破、感染或出血，引起更为严重的症状。晚期的胸壁恶性肿瘤则可能有他处转移、胸膜腔积液或血胸，患者常有体重下降、气促、刺激性咳嗽、贫血等表现。部分患者可发生病理性骨折。瘤体在体表形成肿块，并发生坏死溃疡者，可能为肉瘤。

肿瘤的部位也可帮助判断肿瘤的性质，胸骨肿瘤多为恶性，良性者甚少。软骨瘤多发生在肋骨、肋软骨交界处，增大迅速者多为软骨肉瘤。肋骨纤维结构不良，多位于后部肋骨。

三、诊断和鉴别诊断

为了确诊胸壁肿瘤并选择合适的治疗方法，临床医师必须解决以下四个方面的问题。

（一）是否为肿瘤性肿块

胸壁肿块和疼痛是胸壁肿瘤患者常见的主诉。然而，许多胸壁非肿瘤性疾病也表现为肿块与疼痛，需要加以鉴别。

1. 胸壁结核

在胸壁非肿瘤性疾病中，胸壁结核比较常见，通常不难与胸壁肿瘤鉴别。必要时可穿刺活检，抽出物为典型结核性脓液，即可确诊。但胸壁和胸膜结核有时可能与胸壁肿瘤同时存在，应予以注意。

2. 慢性非特异性肋软骨炎（又称 Tietze 病）和其他非特异性肋软骨增生

少数慢性非特异性肋软骨炎或肋软骨增生临床表现为肋软骨高度增生肿大，需与胸壁肿瘤相鉴别，必要时须切除活检。通常，位于上位肋软骨的增生或非特异性肋软骨炎较易诊断，而下位肋软骨膨大却易误诊为软骨瘤。

3. 胸壁巨淋巴细胞增生症

胸壁巨淋巴细胞增生症是一种少见的、表现为胸壁肿块的疾病，应注意与胸壁肿瘤相鉴别。必要时术前穿刺活检或术中在冰冻活检定性后再决定手术方式。

4. 炎性囊肿

有报道，术前诊断为胸壁肿瘤，术后病理报告为炎性囊肿。

（二）是良性肿瘤还是恶性肿瘤

胸壁肿瘤是良性还是恶性对手术方案与疗效具有重要意义。一般来讲，胸壁恶性肿瘤的疼痛较重，病程短，肿块发展快，体积较大。

1. 疼痛

约有 67% 的胸壁肿瘤患者出现不同程度的疼痛，特别是严重的持续性局限性疼痛，常提示为恶性胸壁肿瘤。但是，无疼痛症状者也不能排除恶性肿瘤，其原因可能是胸壁解剖结构有其特殊性。恶性肿瘤生长快，迅速扩张，压迫和侵犯周围组织、肋间神经、壁胸膜等，因而疼痛症状较良性肿瘤明显。然而，由于个人感受性的差异，也有例外。

2. 病程

胸壁肿瘤的病程长短因肿瘤的良性或恶性而有显著不同。统计表明，胸壁恶性肿瘤患者入院前的平均病程短，肿瘤发展快。有些肿瘤如软骨肉瘤、软组织肉瘤等病史会较长。但不论病程长短，若在短时间内增大经常是恶性肿瘤的表现。如果有手术病史，追查首次手术的病理诊断，更易于明确诊断。

3. 肿块

胸壁肿块的大小是确定胸壁肿块是不是恶性的指标之一，肿块直径超过 5 cm 者多为恶性。由于胸壁肿瘤发生于深部组织，多数瘤体部分凸入胸腔，肿块的实际大小往往超过体检所见。即使体检未发现肿块，也不能排除恶性肿瘤的可能。如果体检发现较大肿块，再结合临床病程较短、疼痛较重等特点，即应考虑恶性肿瘤的可能。

胸壁肿瘤发生部位较深，表面有较厚的覆盖组织，一部分肿瘤来源于骨骼，因此体检发现多数肿块触之较硬，而且较固定。因此，肿块软硬度与活动度仅可作为鉴别胸壁肿瘤性质的参考。胸壁肿瘤肿块如果表面温度增高、血管扩张或侵犯覆盖组织而造成坏死、溃疡，则恶性肿瘤的可能性较大。

肿块发生部位对肿瘤性质的鉴别也有参考价值。据报道，胸骨肿瘤几乎全部为恶性，良性者极少。软骨肿瘤多发生在肋骨、肋软骨交界处，若迅速增大多为软骨肉瘤；骨纤维结构不良多位于后胸壁，也有部分在前胸壁，转移癌多发生于后肋。

4. 实验室检查

实验室检查对鉴别胸壁肿瘤的价值仅供参考。发展迅速的恶性胸壁肿瘤和转移癌患者红细胞沉降率可增快。然而，对于某些特殊病理类型的胸壁肿瘤，实验室检查的某些项目具有重要意义，如肋骨骨髓瘤患者尿中本周蛋白阳性，有广泛骨质破坏的恶性胸壁肿瘤患者血清碱性磷酸酶可增高。

5. 影像学检查

影像学诊断思路如下。

（1）明确肿块是否存在以及是否来源于胸壁。

（2）明确肿块是来自胸壁软组织或者胸壁骨组织。

（3）明确肿块是良性或者恶性。

（4）明确恶性肿块是原发性或者继发性。

（5）明确肿块组织学分类诊断。

　　确定肿瘤是否发生于胸壁及其部位与范围，以往在胸部 X 线透视下转动体位仔细观察，并拍摄切线位片，使肿物瞄准 X 线片，用以判断肿瘤是否位于胸壁，鉴别和排除胸内病变。近年来，各大医院已逐步淘汰胸部 X 线透视，采用 CT 多能做出明确诊断。偶尔较小的骨质破坏密度减低区需要与骨血管瘤及骨质疏松等相鉴别，增强 CT 对是否存在软组织肿物有更清晰的判断。有时胸壁来源的肿块需要与蔓延至胸壁的胸内肿块相鉴别，一般认为胸壁肿物源于胸膜壁层以外的骨和软组织，而胸内病变指胸膜脏层以内的肺支气管、血管及纵隔病变，正常时胸膜壁层与脏层紧贴，X 线和 CT 均不易鉴别。通常胸壁肿瘤的瘤体中心位于侧胸壁，瘤体向胸腔突出时与胸壁成钝角，基底紧贴胸壁，长轴与胸壁一致，不能分开，瘤体两端可见胸膜反折线或胸膜掀起，瘤肺交界面因有胸膜包绕而多光滑。

　　不少胸壁常见肿物根据其 CT 表现可做出组织学定性诊断。胸壁脂肪瘤、神经源性肿瘤及血管瘤等具有影像学特征，其中脂肪瘤主要依据其特征性的 CT 值，同时边界清楚，密度均匀，增强扫描无强化。胸壁神经源性肿瘤多源于肋间神经，大多数为神经鞘瘤与神经纤维瘤，有包膜，位于肋间隙，肿块多向胸壁内生长，常伴邻近肋骨下缘切迹或邻近肋间隙局限性增宽。胸壁血管瘤常位于胸壁肌肉内或肌间，多具有弥漫性生长的特点，病变范围较广，而界限欠清，肿瘤多仅向胸壁外生长，增强扫描呈延迟性明显强化，肿块内如果能见到静脉石则具有特征性。肋骨骨纤维异常增殖症和骨软骨瘤亦有较具特征性的 CT 表现，肋骨骨纤维异常增殖症好发于肋骨体部，病变范围较广，病骨膨胀，密度降低，皮质完整，周围软组织无异常，磨玻璃样改变是其特征。骨软骨瘤源于骨膜或骨旁，呈宽基底外生性的致密骨性结构，表面有钙化。胸壁结核大多数于 CT 平扫时表现为肋骨附近的软组织肿物，其中央区坏死及囊性改变，CT 增强扫描时肿块呈环形线样强化是其特征，可伴有继发性骨质破坏或骨膜增生。少部分胸壁结核表现为肋骨溶骨性破坏，周边见少许死骨及软组织肿胀，如果同时伴有肺内、胸膜及纵隔淋巴结等其他部位的结核则更有提示意义。

　　关于影像学检查方法的思考：多种影像学检查方法价值各异。常规 X 线摄片对单纯肋骨病变有重要作用，但对胸壁软组织结构的显示和对肿物的定位定性诊断价值有限，多作为初步检查方法，在体检中用以发现部分无症状和体征的胸壁肿瘤。超声检查方便价廉，对胸壁软组织肿块的囊实性鉴别较可靠，同时可指导软组织肿物的穿刺活检。MRI 对软组织分辨力高，多参数及多平面成像，可作为巨大软组织肿块定性诊断的补充检查。放射性核素多集中在对骨骼病变的显示，其敏感性高，但特异性低，多用于骨转移的诊断。CT 尤其是多层螺旋 CT 能快速薄层扫描及图像三维重建，图像具有良好的空间分辨力和密度分辨力，无影像重叠，可直接客观地反映胸壁各类肿物的有无、来源、部位和范围等，对显示脂肪、钙化、骨质破坏等有很高的敏感性和准确性。增强扫描还可以揭示肿物的血供及强化特征，对肿物的良恶性、原发性或继发性以及组织学定性均有重要价值。因此，目前 CT 是诊断胸壁肿物最主要的检查手段。

（三）是原发性还是转移性胸壁肿瘤

据报道，在胸壁单发性肿瘤中，转移性肿瘤与原发性肿瘤的发生率大致相等，区分原发性和转移性肿瘤相当重要，因为两者治疗方案不同，预后差别很大。

胸壁转移性肿瘤的临床特点为：①年龄相对较大；②病程短，发展快，多数病程在半年之内；③疼痛严重，多数为重度胸痛；④影像学检查可以表现为骨组织源性或软组织源性，其中肋骨转移瘤可分为囊状膨胀性、溶骨性、成骨性及混合性四种，以溶骨性最多见。怀疑转移性肿瘤时，做全身相关检查可发现原发灶及多器官受累证据，通过穿刺或手术活检以获得确切诊断。若尿本周蛋白增高，全身骨骼明显骨质疏松、病变区呈穿凿样骨质破坏应多考虑骨髓瘤。

（四）活组织检查对诊断胸壁肿瘤的意义

胸壁肿瘤在全身中并不多见，但其组织来源复杂，病理类型繁多。可来源于骨、软骨、造血组织、网状内皮组织、血管、神经、纤维结缔组织及其他胚胎迷走组织等。另外，还包括许多转移性肿瘤。因此，病理诊断对治疗和预后估计有重大意义。针吸活检实际操作有困难且存在假阳性或假阴性，据观察，在原发骨肿瘤中，针吸活检诊断的准确率，恶性肿瘤为 83%，良性肿瘤为 64%。骨肿瘤质地坚硬，穿刺活检多难以施行且有导致瘤细胞转移的可能，因此并不常规推荐，仅在怀疑尤文肉瘤、转移瘤和骨髓瘤时应用。在切除活检前应考虑到如果是恶性肿瘤即可能同时进行根治性切除。手术操作要仔细认真，因为伤口内的血肿会造成肿瘤的扩散。活检伤口理论上应一期缝合，不放引流，因为引流可增加感染的机会，影响最后的切除及重建。切除活检适合于较小（2~3 cm）的病变和软骨瘤样病变，因为这些肿瘤在同一肿块内可同时含有良性和恶性组织。对于术中冰冻切片病理检查，应根据临床资料与可能的肿瘤性质，在讨论手术方案时周密计划，以既能取得足够的组织块，又不影响切口及下一步手术治疗的进行为准则。

四、手术适应证与禁忌证

对于原发性胸壁肿瘤不论良性与恶性，在全身无禁忌证的条件下均应尽早手术切除。对于胸壁良性肿瘤，值得注意的是软骨瘤，因为临床上很难将其与软骨肉瘤区别，对于低度分化的软骨肉瘤即使切开病理活检，也可能误诊，故应按恶性肿瘤的要求切除。另外还有神经纤维瘤，多发时即神经纤维瘤病，如果位于脊柱附近，必须进行 CT、MRI 检查以确定肿瘤是否通过椎间孔向髓内延伸形成"哑铃形"肿瘤，如是则应请胸外科与神经外科医师联合进行手术，以防脊髓并发症或切除不完全。软骨瘤、神经纤维瘤和硬性纤维瘤的病理表现均为良性，但瘤细胞生物行为表现为局部恶性，易侵犯邻近结构，应广泛切除。

胸壁恶性肿瘤常见的是软骨肉瘤、尤文肉瘤、骨肉瘤与软组织肉瘤。软骨肉瘤是最常见的广泛切除的适应证。骨肉瘤常见于肋骨，恶性度高，预后不佳，其特点是早期血行播散，常见肺转移，故在治疗前特别需要做组织学诊断（切开活检）和确定有无转移，尤其是肺转移的存在。如何处理骨肉瘤当前仍有争论。一般主张如果病变小、无转移，则可进行大块切除，包括受累肋骨全长及上、下两正常肋骨的一部分，还有距离肿瘤边缘 5 cm 长的正常组织。当切口愈合后即开始化疗。如果已发生转移，则首先采用化疗方式，这样可消除短期的转移并提高切除的可能性。广泛切除后再根据病理检查判断化疗药物的效果，继续进行化疗。尤文肉瘤的特征是向其他骨骼早期转移，如仅用放疗方式，其预后不佳。术前采用化疗联合放疗方式，继而进行肿瘤的大块切除，术后再辅以化疗效果较好。胸壁骨髓瘤病灶常常是多发性全身疾病的一部分，若无法确诊，可先做肋骨的局部切除以明确病理诊断。偶尔可见到胸壁孤立性病变而无全身病变征象，此多属于浆细胞瘤，可采用手术切除方式。而对多发性病变应选择放疗和化疗，对累及椎骨者应警惕压迫脊髓。对于胸壁软组织恶性肿瘤，手术切除是绝大部分患者的主要治疗手段。

侵犯胸壁的肺肿瘤约占 5%，当仅局部侵犯胸壁而无区域性淋巴结扩散或远处转移的证据时，能否将受累的肺组织和胸壁大块切除，在很大程度上取决于受侵胸壁的部位和范围。只要无明确纵隔转移征象，支气管镜下未见气管或气管隆嵴受侵，CT 或 MRI 又可明确胸部受侵的确切范围，也无远处转移，即可进行肺与胸壁的大块切除并获得长期存活的希望。

乳腺癌的局部发展或复发可以侵犯胸壁，是全身扩散的一个表现，但是对于不少患者来说也可能是恶性病变的唯一表现。此时将肿瘤和受侵胸壁一起大块切除，不仅可以控制局部病变，而且可以取得一个有意义的 5 年生存率。

胸壁出现的孤立性转移肿瘤并不少见，在原发灶可一并切除或控制的前提下亦应手术，切除溃疡及肿块，不仅可消除疼痛，提高生存质量，而且可能延长生存期。

五、胸壁肿瘤手术切除

一旦原发性胸壁肿瘤明确诊断，即可行手术治疗。胸壁肿瘤术前准备是必不可少的环节，大块胸壁切除术后容易造成胸壁缺损后的反常呼吸、排痰困难和肺部感染，因而对有慢性支气管炎的患者，手术前后应使用足量的抗生素治疗 1 周以上。

正确切除良性肿瘤的方法为切除肿瘤的同时保留瘤体上面的皮肤和周围的肌肉。如果良性肿瘤为前述软骨瘤样病变中的一种，则应进行广泛切除。多数报道中，最常见的原发性胸壁恶性肿瘤为软骨肉瘤，纤维肉瘤次之。辅助性化疗及放疗对一些原发性胸壁恶性肿瘤有一定的疗效，对于生长迅速的恶性肿瘤，根据病理类型不同，有时需要采用术前或术后化疗及放疗，以抑制肿瘤的生长，提高切除率。因此，对于任何一个胸壁肿瘤患者，在施行根治性手术前均应请放疗科医生及内科肿瘤专家会诊。原发性胸壁恶性肿瘤的现代外科治疗原则是进行广泛的肿瘤切除术和胸壁缺损区的重建，胸壁肿瘤的姑息性切除是不符合其治疗原则的。但对广泛切除的范围，目前尚无统一的标准。切除范围在 10 cm×15 cm 以上，应视为广泛切除。对于胸内脏器已受累的患者，不是手术的禁忌证。被累及的脏器，如肺、甲状腺、胸腺、心包等均可广泛切除。

通过分析影响原发性胸壁肿瘤长期生存率的因素，发现胸壁肿瘤切缘距离肿瘤 4 cm 或 4 cm 以上，而且切缘无肿瘤残留的患者，术后 5 年生存率为 56%，而切缘距离肿瘤 2 cm 的患者的术后 5 年生存率为 29%。多数学者认为，胸壁肿瘤的无瘤切缘应该为 5 cm 或 5 cm 以上，无瘤切缘为 2 cm 或切缘距离肿瘤边缘为 2 cm 是不符合治疗原则的，因为肿瘤细胞可通过骨髓腔或组织切缘（如胸骨边缘或壁胸膜边缘）发生播散。大部分学者认为，所有经切开活检证实为原发性胸壁恶性肿瘤的患者，在进行胸壁肿瘤切除术时切缘距离正常组织至少为 5 cm；高度恶性的胸壁肿瘤应将受累的肋骨或胸骨完整切除。发生于肋骨的恶性肿瘤，如果肿瘤位于前胸壁，切除范围除了切除受累的肋骨，还应切除肿瘤上、下缘的各一段肋骨，并要将原发瘤所在部位的相应前肋弓一并予以切除，以预防术后肿瘤复发。

原发于胸骨和胸骨柄的恶性肿瘤，外科治疗的切除范围要包括受累的胸骨及胸骨柄，而且要切除与之相应的双侧肋弓。附着于肋骨上的任何组织，如肺组织、胸腺、心包或胸壁的肌肉亦应该切除而不能保留。但切除肿瘤时，应尽可能地保留正常皮肤及肌肉组织，为保证胸壁修补重建成功创造条件，因为成功的修补主要依赖于皮肤及正常软组织的闭合。

对胸壁转移瘤与乳腺癌术后复发的患者，手术切除与否及手术切除的治疗价值，现在仍有争论。但如果肿瘤已有溃疡形成，绝大部分胸外科医师认为应该进行手术治疗，切除肿瘤。这些患者的创口处理非常棘手，而手术切除是可供选择的唯一的治疗方法，其目的在于切除局部的肿瘤坏死组织，使创口得以愈合。虽然患者的术后生存期不能延长，但其生活质量可得到一定程度的提高，因为疼痛症状术后几乎完全缓解。

六、胸壁重建

（一）胸壁稳定性重建

大多数胸外科医师认为，胸壁大块缺损需进行胸壁重建的适应证是指切除 3 根以上肋骨及其肋间组织，或胸骨大部分切除术后的胸壁缺损。有学者认为，对于部分患者，肋骨切除虽然在两根以内，但却因胸壁全层缺损而难以闭合胸膜腔，也应列入其中。胸壁重建手术包括两个方面，即胸壁稳定性恢复及软组织重建。在有些情况下，单纯通过软组织重建就可达到恢复胸壁稳定性及正常呼吸的目的。而在有些情况下，对几乎没有任何支持作用的软组织进行重建时，通常首先需要恢复胸壁的稳定性，即需要附加支撑固定措施。换言之，胸壁硬性结构的重建用以恢复胸廓的完整性、坚固性和稳定性，足够的软组织和皮肤覆盖以保证胸膜腔的密闭性，这两点应作为胸壁重建的基本要求。

　　患者的一般情况及呼吸能力是决定在胸壁重建手术中胸壁是否需要附加固定措施的主要因素。手术医生必须仔细检查需要进行胸壁切除的患者，以确定患者耐受呼吸窘迫的能力以及术后能否尽早脱离呼吸机。有一个原则，即肺功能检查、血气分析及运动试验证实能够耐受肺切除手术的患者，也应该能够耐受较大的胸壁切除手术。对于不常见的在肺切除同时还要进行较大的胸壁切除与重建的患者应特殊考虑。年轻强壮且营养状态良好的患者比年老虚弱且恶病质的患者更能耐受较大的切除与重建手术。

　　胸壁骨骼缺损范围在 5 cm×5 cm 以内，一般不需要进行修复和重建，尤其是位于后胸壁直径在 10 cm 以下的缺损，由于局部有比较厚而大的胸壁肌肉及肩胛骨的保护，肿瘤切除术后形成的小面积的胸壁骨骼缺损，并不影响患者的正常生理功能。

　　前胸壁和胸廓上部的肿瘤切除在技术上有一定难度，而且肿瘤切除后形成的较大胸壁骨性缺损需要进行修补重建。胸廓上部肿瘤的切除有时涉及锁骨、肩胛骨及胸壁比较大的肌群，而且肿瘤有浸润或侵犯臂丛神经、锁骨下血管的可能，因而增加了手术治疗的困难。如果肿瘤位于胸壁的前侧或外侧，切除肿瘤后形成的缺损在 5 cm×5 cm 以上，如不进行修复重建而仅用皮肤及皮下组织覆盖，患者在术后便会发生胸壁肺疝及反常呼吸。这种情况不仅容易受到局部暴力的损伤，而且会因胸壁软化而影响肺的通气功能及有效咳嗽，容易发生肺部并发症，是胸壁肿瘤切除术后导致患者早期死亡的主要原因之一。因此，胸壁肿瘤或病变切除术后形成的胸壁骨骼的大块缺损的修补重建和修补材料的选择是胸壁重建的主要课题。

　　自临床上开始进行胸壁重建手术以来，许多种材料被尝试和使用，用于重建胸壁的稳定性。这些材料分为两大类，第一类是生物性材料，其中同种材料包括自体肋骨、肋软骨、髂骨、胫骨、腓骨、筋膜，同种异体材料如异体胸骨、硬膜、筋膜和心包等；异种材料有动物硬膜、牛心包和筋膜等。机体自身组织移植的优点是取自机体本身，具有良好的生物相容性。在人工替代物问世之前，这些材料的应用非常普遍，而且取得了很大的成功。但是它的缺点也很明显，主要表现在对感染缺乏抵抗力，患者痛苦与不适感的增加，坚固性不足等。而且随着时间的推移，由于周围固定组织的压力增强和这些材料本身内部缺乏有机结构成分（如蛋白）会发生软化，致使机体对其产生强烈的纤维化，因此近年来生物性材料的应用在不断减少。第二类是人工材料，包括了金属类、合成材料与其他材料。金属类材料中有钛合金和不锈钢等。合成材料主要有 3 种：①片状或网状的聚四氟乙烯片、尼龙聚丙烯、Prolene 网、Vicryl 网等；②固体性的硬质替代物，如丙烯酸树脂、硅胶和醛酮树脂等；③复合材料，如 Marlex 网等。其他类材料则是指有机玻璃和玻璃纤维素等。

实践证明，人工材料具有多样性和良好的稳定性，取材方便，因此应用越来越广泛。近年来，这些材料可以制成片状和网状，可单独使用或联合应用，在胸壁重建中起稳定作用，并获得了许多成功的经验，进一步扩大了其使用范围，提高了其适应性，如可沿受力方向进行垂直伸展的 Marlex 网，由双股编织各个方向承重的 Prolene 网，不透气不透水却非常柔软的 Gore-Tex。对于一些胸壁缺损、形状复杂难以重建的患者，还可以应用计算机进行设计，将人工材料塑形而达到胸壁外观相对完美、稳定性得以重建的最终目的。然而，人工材料的一些缺点与不足也逐渐引起了外科医生和科研工作者的重视，如由于胸壁是不断进行呼吸运动的活动性结构，因此硬性人工材料有移位和折断的倾向，并有损伤组织（如肺）和引起大出血的隐患。这些材料均不能视为永久性的，部分患者在胸壁恢复可靠的稳定性后应将其取出。另外，任何物质放入人体后都不会做到绝对稳定，在胸壁中都可能引起强烈的纤维化。同时，人们还注意到了人工材料更为危险的"缺点"，即是否绝对的不致癌，这些方面的问题集中体现在硅酮树脂一类物质的安全性上。人工替代材料与机体组织（如肺）是否发生化学反应也是值得注意的问题。

尽管如此，由于多种替代材料，特别是人工材料的出现和质量得到日益提高，使胸壁缺损修复、胸廓稳定性重建手术日臻完善，为许多患者（如胸壁肿瘤患者）创造了手术机会，增强了临床治疗效果，大大降低了手术死亡率。目前，在修复材料特别是人工材料的选择上，生物相容性好，组织反应小，质地结构坚固，能保证胸壁稳定性，同时兼顾胸部相对正常外形与美观的材料应作为首选。随着基因工程技术的不断进步，临床更实用的、个体化的生物人工新型复合材料将会用于胸壁疾病患者。

（二）胸壁软组织重建

在胸壁缺损的重建中，要全面分析与胸壁重建有关的许多因素，如缺损的部位、大小、患者的全身情况以及胸壁局部组织的情况或条件等。其中，重要的因素是胸壁缺损的部位和大小，然而患者的既往史和胸壁的局部条件有可能改变重建术式的选择。只要有可能，一次完成胸壁重建是最为理想的选择。如果胸壁的缺损属于部分而非全层组织缺损，而且缺损范围不大，就应该用皮瓣予以修复；胸壁的放疗性坏死，则宜选择大网膜转移及皮瓣进行修复。

胸壁任何解剖位置出现缺损均可进行带蒂组织重建，某些部位需要重建的机会可能更多。进行重建时必须选择合适的组织瓣，因为组织瓣边缘或蒂的张力过高都会导致重建的失败。同时，每例重建手术都必须设计好第二个组织瓣，因为仅用一个组织瓣而不增添其他组织有时不能覆盖全部缺损，或者如果第一个组织瓣不合适时，可能需要转移应用第二个组织瓣。

覆盖前侧或前外侧胸壁可选择的肌瓣最多，因为在此区域可以成功地应用许多带蒂组织瓣。可应用到这个区域的大的带蒂组织瓣包括胸大肌、腹直肌、背阔肌肌瓣或肌皮瓣以及大网膜，有时还可有限地应用前锯肌肌瓣。

可供侧胸壁进行重建的带蒂组织瓣较少。在此区域重建的第一选择是背阔肌肌瓣或肌皮瓣。腹直肌肌瓣或肌皮瓣是第二选择，第三选择是大网膜。前锯肌肌瓣或腹壁肌肌瓣在此区域作用有限，但在主要肌瓣不够或无法应用时也可应用。

由于可选择的肌瓣很有限，背部胸壁的重建要困难得多。背阔肌肌瓣或肌皮瓣是修补头端缺损的最佳选择。在后上胸部，斜方肌可用来覆盖脊柱及其周围的缺损。修复起来十分困难的患者，只要仍可维持合适的动静脉血运，可以应用游离肌皮瓣；不要使蒂有张力，同时组织瓣的边缘不能过度紧张。

　　偶尔缺损巨大时，需要多个肌瓣才能提供足够的软组织覆盖缺损。在这种情况下可能需要第2、第3个肌瓣移植，才能有足够的软组织修复缺损，而且保证血管蒂及组织瓣周围没有张力。在严重的情况下，肌瓣的蒂可以尽量游离至最长程度，并将肌瓣尽量伸展才能完全覆盖缺损。曾有报道，联合应用背阔肌肌瓣和腹直肌肌瓣闭合双侧巨大胸壁缺损。

　　大网膜是一种极好的安全有效的修补材料，可用于胸壁重建，有转移到前侧及外侧胸壁和两侧胸膜腔内所有区域的巨大能力，能够深入缺损的底部，填充不规则腔隙。它含有丰富的淋巴组织，能够清除局部的感染，并且有低压、高效率的血供特性，从而可转运炎症细胞及纤维细胞，抑制排斥反应，使缝合组织再血管化，促使伤口愈合。对于裂开的胸骨正中切口及胸壁放射性损伤的修复，大网膜使感染局限及填充不规则缺损的能力得到充分体现。

（毕克毅）

第五章

胸膜疾病

第一节 脓胸

胸膜内积存有脓液即称为脓胸。医学史上早已有关于脓胸的记载，最初希波克拉底（Hippocrates）广泛地描述了这一疾病的临床症状和自然病程。在发现抗生素以前，约有10%的严重肺部感染患者发展为脓胸，脓胸是一种严重威胁人们健康的疾病。抗生素的发现，使肺炎后脓胸的发生率大大降低。临床能有效控制肺部感染，促进胸外科手术的进步，从而开展了以前未能进行的许多胸内疾病的外科手术，结果手术后脓胸并发症成了脓胸的主要内容。手术后脓胸与肺炎后脓胸特点不同，处理方法也不尽一致。如今，随着各种有效抗生素的使用和外科手术技术水平的提高，术后脓胸也不多见。

一、病因和病理

（一）病因

原发性脓胸临床极为罕见，绝大多数是胸膜腔内继发感染所致。约60%的继发感染是从邻近胸膜腔的脏器或组织感染而来的，其中肺部感染最为常见。肺炎后脓胸产生机制可能是细菌和感染物堵塞了肺部淋巴管，导致淋巴液逆流，感染通过淋巴管从肺部病灶传递到胸膜腔；或者是肺炎直接扩散至胸膜腔，细菌产生溶组织酶引起组织坏死和微小脓肿形成，终末小支气管的脓肿破溃可直接污染胸膜腔产生脓胸。因此，胸膜腔内有无效腔存在，胸膜腔内有积液成为细菌培养基，加上细菌污染的共同作用才引起了脓胸。临床上"原发性脓胸"

实际上都是亚临床肺炎。其他引起脓胸的原因还有来自纵隔内的感染，如食管破裂最终会造成脓胸，若曾有过器械或内镜检查的病史可帮助诊断脓胸和产生脓胸的原因，但是在缺乏产生脓胸的明显诱因时，应尽力寻找，也应警惕自发性食管破裂的可能。某些少见的情况亦可造成脓胸，如颈后深部软组织感染、胸壁感染、胸椎感染以及极罕见的纵隔淋巴结感染等。在附近脏器感染蔓延所致脓胸中，临床上膈下脓肿较常见，它常造成胸腔反应性积液，偶尔严重感染蚀破膈肌也可直接感染胸膜腔。隐袭发生的腹腔内脓肿有时也有类似情况发生。

细菌直接种植胸膜腔也是产生脓胸的一个原因，占 35%~40%，如胸腔诊断性穿刺、胸膜腔置管引流、较大的胸腔内手术操作以及食管或肺等污染性手术均可造成手术后脓胸。另外，胸部创伤有两个因素对于脓胸产生很重要，即胸壁穿透伤和血气胸，前者是因为附有细菌的异物存留于胸膜腔，后者是因胸腔穿刺、置管或邻近肺组织感染污染胸膜腔，从而继发血胸感染。已有研究表明，血气胸比单纯血胸或单纯气胸更容易继发感染。少见的胸外伤所致脓胸还有食管钝性破裂和急性膈破裂造成肠嵌顿绞窄坏死等。更少见的是，血源性细菌播散发生在一侧全肺切除后脓胸，在脓胸发病原因中，它占不到 1%。

（二）病理分期

脓胸一般按疾病的进程分为 3 期：急性期（渗出期）、过渡期（纤维脓性期）及慢性期（机化期）。

1. 急性期（渗出期）

急性期又称渗出期，此期的主要病理改变是胸膜局部炎症造成胸液正常平衡，胸膜炎性渗出，渗出液稀薄清亮，细胞成分少，无纤维素沉着，培养无细菌生长。若此时积极抗炎或者抽液排空胸膜腔，肺组织能迅速复张不留无效腔。

2. 过渡期（纤维脓性期）

炎症持续数日后，细菌繁殖，炎症加剧，脏和壁两层胸膜上开始形成纤维素层，使肺膨胀受到一定的限制。胸液逐渐变得黏稠和浑浊，胸液内有大量中性粒细胞，培养可发现细菌。此阶段即使抗炎、引流，也很难使肺全部复张，病情向慢性脓胸转变。

3. 慢性期（机化期）

一般 4 周以后，因治疗延误或者不彻底，或者早期引流不畅，同时合并支气管胸膜瘘或食管胸膜瘘、肝脓肿、膈下脓肿、异物残留、结核或者真菌感染，以及一般抗生素不易控制等原因，脓液变得黏稠呈胶冻状，胸膜表面有成纤维细胞长入，逐渐形成韧厚致密的纤维板，并有大量新生毛细血管和成纤维细胞，纤维素板机化变硬，严重束缚嵌闭肺组织，使肺组织的收缩舒张功能下降。膈肌表面也有纤维素沉着增厚成板状使之固定。纤维板的机化过程可以早于发病后的 7~10 日，通常是在病后 4~6 周即进入脓胸的慢性期。脓胸的并发症可以出现于脓胸病程中的任何一期，但是临床多发生在脓胸的慢性期。脓胸最终结果是脓液从胸壁软组织分离，它可穿通胸壁皮肤形成窦道。另外，脓液侵蚀可穿破肺组织，脓液自发经支气管内引流，形成支气管胸膜瘘。少见的并发症还有肋骨骨髓炎和椎骨骨髓炎，化脓性心包炎，纵隔脓肿以及脓胸经膈裂孔蔓延造成的腹膜腔感染。

（三）脓胸的致病菌

在发现有效的抗生素以前，肺炎球菌和链球菌是脓胸最常见的致病菌。目前抗生素广泛大量应用，葡萄球菌已成为呼吸系统最常见的致病菌，尤其是 2 岁以下的儿童脓胸患者，92% 培养出的细菌是葡萄球菌。其他致病菌还有革兰阴性菌，如假单胞菌属、肺炎杆菌、大肠杆菌、产气荚膜梭菌、变形杆菌和沙门氏菌等。随着细菌培养技术水平的提高，以上这些细菌引起的脓胸越来越多地被辨识出来。

二、临床表现

肺炎后脓胸并无特殊的临床表现。对于急性肺部感染的患者，并发胸腔积液，应时刻想到急性脓胸的可能。典型急性脓胸患者常见主诉有患侧胸部疼痛、沉重感。全身症状可有发热、疲乏无力、心跳及呼吸增快，有时患者可有咳嗽并咳出脓痰。体格检查可发现受累侧胸廓呼吸动度减弱，肋间隙饱满增宽；叩诊有疼痛，发现浊音；听诊可闻及胸膜摩擦音，呼吸音减弱或消失。

初始胸部 X 线摄片可能显示肺炎或肺组织炎以及中等量胸腔积液，或一侧胸腔因大量积液变得完全不透明。当然不含气的肺组织与胸腔积液在胸部 X 线摄片上具有相同的密度，面对一侧胸腔灰白、完全不透明，放射科医师单从胸部X线摄片上很难判断有多少是肺不张或肺实变，又有多少是胸腔积液。此时，胸部听诊可有较大帮助，肺实变可闻及支气管性呼吸音，胸腔积液则听不到呼吸音。另外，大量胸腔积液时，气管与纵隔可被推移向健侧，而肺不张时气管和纵隔可被拉向患侧。有时纵隔移位可产生严重的呼吸循环障碍，出现明显的临床症状。

超声检查对胸腔积液与肺实变、肺不张的鉴别提供了较大帮助。

胸部CT能清楚显示胸膜腔内的病变，如积液的量、部位以及肺内病变等。一旦证实胸腔内有积液，即应进行胸膜腔诊断性穿刺。抽出积液即可明确诊断。

胸腔穿刺抽出的胸液要做细菌培养和药物敏感度试验，包括革兰染色、厌氧菌培养。研究表明，耐青霉素的金黄色葡萄球菌、革兰阴性菌和厌氧菌是造成脓胸的最主要病菌。Bartlett等也提出76%的脓胸患者或者单独（35%）有厌氧菌，或者合并（41%）有需氧菌。

在胸腔积液的实验室检查中，最有争议的是关于胸液的生化指标。有学者认为，若胸液内的pH值低于7.0，葡萄糖含量低于50 mg/dL，乳酸脱氢酶（LDH或LD）含量高于1 000 U/L，则应进行胸腔引流。因为这些参数预示着将要发生脓胸等并发症，这些生化指标改变在细菌染色和培养结果出来以前即已显示。解释原因是白细胞活性以及酸性代谢产物增加的结果。

尽管50%经抗生素治疗的患者细菌培养结果为阴性，但是胸腔内感染依然存在，这是因为抗生素对细菌培养的掩盖作用，也可能是未进行全面的细菌培养，如厌氧菌培养。在进行胸液细菌培养的同时，还需要做痰细菌检查和培养，原因是产生肺部感染的致病菌同时也是造成脓胸的致病菌。若连续多次细菌培养结果均为阴性，而患者症状无明显改善，此时应怀疑是特殊菌如结核菌或真菌感染所致。另外，纤维支气管镜检查的目的是排除气管或支气管内有无肿瘤存在，有无异物存留。

鉴别诊断方面，脓胸需与肺脓肿相鉴别。一般来讲，脓胸的脓腔形态比较均匀，位置靠近胸壁，垂直向和水平向比其横向更大。典型肺脓肿多呈球形，并不一定贴近胸壁，肺脓肿周围有较重的肺组织感染。

急性脓胸发作6周后即进入脓胸的慢性期。慢性脓胸多是急性脓胸未能及时发现，或者虽然发现了但未能进行适当治疗，引流不彻底而导致的。另外，某些患者是因为胸内有异物存留，存在支气管胸膜瘘，邻近脏器有慢性感染，如肋骨骨髓炎、膈下脓肿，还有些患者是因患有肺结核病。患者多表现为消瘦、全身衰弱，呈现贫血，营养消耗，低蛋白血症，还有慢性全身中毒症状，如乏力、低热、食欲缺乏等。体格检查可发现患者患侧胸廓塌陷变形，肋骨聚拢，肋间隙缩窄，纵隔移向患侧，呼吸音明显减弱，有时并可见杵状指（趾）和脊柱侧弯（脊柱弯向对侧）。

慢性脓胸的影像学检查可发现胸膜广泛增厚、钙化或异物存留。有支气管胸膜瘘则可显示气液平面。包裹性脓胸脓腔较小或有窦道存在，可注入造影剂显示脓腔大小和范围以及与支气管胸膜瘘的关系。

三、治疗

（一）急性或移行性脓胸的治疗

正常胸膜腔，只要肺能完全膨胀就有很强的抵御细菌侵入的能力。肺部感染出现胸腔积液以后，发展至慢性脓胸，意味着肺内感染未能有效控制。一旦肺炎得到有效控制，胸膜腔本身即有能力清除积液和残渣。因此，处理肺炎后胸腔积液的重点应放在治疗肺部感染上。处理慢性脓胸的许多方法，像开放引流、胸廓成形术、胸膜纤维板剥脱术都是因为身体本身缺乏肺部病变自愈的能力而采取的治疗措施。继发于肺炎的胸腔积液，可能是清稀浆液性的，或云雾状浑浊的，或完全是脓性的，后两种胸液可以诊断为脓胸。

对于急性和纤维脓性脓胸治疗的原则：①全身和局部应用有效的抗生素控制感染；②充分引流排净胸腔积液；③促使肺复张闭塞胸膜腔。胸腔穿刺是最简单有效的排出胸腔积液的方法。首先确定积液的位置，再采用大号粗针进行穿刺，渗出性稀薄的积液有时一次穿刺即可抽净，加上应用敏感的抗生素，治疗效果极佳。当脓胸已有包裹时，脓腔定位并不容易。此时，胸部正侧位 X 线摄片帮助不大，胸部 CT 和超声检查对定位有重要作用。若胸腔穿刺抽出的稠厚脓液，送化验检查显示低 pH，葡萄糖含量低，LDH 高，则应做胸腔闭式引流，以尽快排净胸腔积液，使肺重新复张。若胸液显示未被细菌污染，是因支气管内肿瘤或限制性肺炎而致肺不能膨胀，此时不宜插管引流，因为可能造成胸膜腔污染和脓胸形成。至于采取哪种胸管（橡胶管、蘑菇头引流管或硅胶管），或是什么方式（切开或套管针）进行置管，依每个医师的经验决定，目标是充分引流，促使肺尽快复张。需要注意的是，置管具有一定的盲目性，要避免损伤膈肌。

当脓液比较稠厚时，穿刺不容易获得较多脓液，此时胸腔置管进行闭式引流效果较好，它帮助排空胸内脓液，也促使肺尽快复张。有时反复胸腔穿刺后，脓液逐渐变得黏稠，并因纤维素沉着，使游离的胸腔出现分隔，无论穿刺还是胸腔闭式引流均不能有效排出脓液，在这种情况下，肋骨切除胸腔引流术便有指征。具体做法是在全身麻醉下，切开胸壁及肌层，切除一小段肋骨，完全打通胸膜腔内所有的分隔，再吸净脓液，冲洗胸腔，最后另戳孔放置胸腔引流管，接闭式引流。患者一般状况不好，可采用局部麻醉进行。术后是否进行负压吸引则视各自情况酌情处理。据一些医生的体会，负压吸引并非如理论上所说有那么多的优点，单纯闭式引流不加负压吸引同样可以取得良好的治疗效果，关键是胸管引流要通畅。胸管放置 2~3 周后，脓腔缩小，胸管的液面不再上下波动，脓液量逐渐减少，当每日引流量少于 2 mL 时，则可改成开放引流。胸腔开放引流的条件是胸内脓腔已经形成包裹，纵隔相对固定，胸管通向大气，也不会产生纵隔摆动，肺组织亦不会被压缩。具体做法是在距离胸壁约 1 cm 处剪断胸管，用安全别针和胶布固定胸管，以免胸管脱出或滑入胸膜腔，每日更换敷料。随着肉芽组织的生长和纤维化逐渐填塞脓腔，胸管逐渐被推出，剪短，最后由肉芽组织自行将胸管完全推出胸膜腔，达到脓胸完全治愈的目的。在开放胸腔引流的过程中可进行脓腔造影，以了解脓腔的大小。注意不要主观地将胸管向外拔出，以免遗留残腔，导致日后脓胸复发。当然，在治疗脓胸的同时，还要治疗肺内的原发病灶，否则脓胸的治疗会不彻底。

对于稠厚黏滞的脓液，为了引流通畅，有学者推荐向胸腔内注入纤维素溶解酶。一般的做法是 250 000 U 的链激酶溶于 100 mL 的生理盐水后注入胸膜腔，目的是刺激纤维素液化并促进引流。纤维素溶解酶仅用于脓胸的早期阶段，到了慢性期脓腔已形成包裹，纤维素溶解酶无任何作用。另外，在使用纤维素溶解酶时应慎重，偶尔有患者对此发生过敏反应。

对于急性脓胸，传统的治疗方法是胸腔引流，但是在 21 世纪初有学者推荐采用早期胸膜剥脱治疗急性脓胸。自 Lilienthal 介绍了早期胸膜剥脱概念后，不断有学者赞同这一做法。Fishman 和 Hoover 报道了他们应用早期开胸施行胸膜剥脱术治疗先天性免疫缺陷和药物成瘾患者的脓胸，整体存活率优于长期置管胸腔引流。早期开胸施行胸膜剥脱术的指征为患者一般状况好，脓胸已形成多房性分隔，或单纯依靠胸腔引流肺组织不能自行膨胀，此时单纯脏胸膜剥除即可达到治疗目的，因为一旦胸膜腔被排空，肺迅速膨胀，壁层胸膜自然变薄。

（二）慢性脓胸的治疗

急性脓胸未能及时发现，或虽然被发现但没有合理、正确地治疗，或肺内病变未得到有效处理，如存在支气管胸膜瘘、异物存留，或邻近脏器有感染灶存在，如膈下脓肿、肋骨骨髓炎，或肺本身特异性感染，如结核病等多种原因均可造成慢性脓胸。到了这个阶段，肋骨切除引流或开窗引流，尚可有某些作用；但是若脓腔已经形成包裹固定，脓腔不再缩小，此时则需施行胸膜纤维板剥脱、胸壁塌陷、肌肉瓣填塞残腔等胸廓成形术。

与急性脓胸不同，慢性脓胸的治疗原则是改善患者的全身状况，增强患者体质，消灭胸内残腔，保持肺的呼吸功能。慢性脓胸患者因长期感染和慢性消耗，往往导致营养不良，进而引发身体虚弱。治疗应包括纠正水电解质紊乱和贫血、低蛋白血症，增加蛋白质和维生素的摄入，改善肺功能，减少痰量。鼓励患者轻度活动和锻炼，以提高手术的耐受力。慢性脓胸手术方法有改进脓胸的引流、胸膜纤维板剥脱术、胸廓成形术和胸膜肺切除术。

改进脓胸引流最简单的方法是更换较粗的引流管或做一个较大的胸腔造口，最好切除一段肋骨以使脓液得到充分引流。这是一个较小的手术操作，需在脏胸膜与壁胸膜之间形成较多的粘连，用于一般情况不佳，胸膜残腔不大且有可能较早地自行闭合的患者。肋骨切除胸管引流需要肉芽组织生长填塞残腔，故所需时间较长，剪断胸管和更换敷料较麻烦。

另一种有治疗效果的方法是胸壁开窗引流术，此方法由 Eloesser 提出并用于引流急性结核性胸膜炎。其主要做法是在脓腔之上切除 2~3 根肋骨，然后游离皮片，将之翻入胸腔缝到壁胸膜上形成脓腔的衬里，进行持续引流。开窗引流的优点是可以在直视下清除坏死的组织和纤维素碎片，以后随着脓腔的缩小变成无菌的干腔。用抗生素填塞后闭合窗口或残腔太大无法自行闭合时可用肌瓣填塞残腔。开窗引流也为以后胸廓成形术和其他手术创造了条件。

一侧全肺切除后脓胸的治疗可采用无菌残腔技术，这是 Clagett 等对于治疗慢性脓胸的贡献。其基本做法是通过原手术切口施行前胸壁开窗术，每日脓腔灌洗持续 4~8 周，当判断残腔已经干净无菌时，再将皮瓣拆除，腔内灌满抗生素溶液，分层缝合胸壁开窗伤口。虽然各组报道的结果不尽相同，但是总体来说，不合并支气管胸膜瘘的患者约半数可治疗成功，若有支气管胸膜瘘，则有效率为 5%~10%。无菌残腔技术也可用于未进行肺切除的脓胸患者，效果较好。

自从 Abrashanoff 报道应用肌肉瓣填塞术治疗感染性胸膜残腔后，不管是胸腔闭式引流还是胸壁开窗引流，均获得了良好的治疗效果，得到了广泛的应用。应用此技术关键是腔内要有活的肌肉组织。当然选择肌肉不仅只有存活一个条件，还要考虑脓腔的部位、大小和形状。同时，应注意保护其血运、神经和成块的肌肉。手术时应保证使整块肌肉填满脓腔，不遗留间隙，以免日后脓胸再发。小于 2 mm 的支气管胸膜瘘不必缝合，较大的支气管胸膜瘘应修剪后严密缝合关闭。术后脓腔引流要保留 10~12 日。

胸膜剥脱术和脓胸切除术的目的都是促使肺膨胀以填满胸内残腔，胸膜剥脱是清除增厚的胸膜纤维板，脓胸切除是彻底清除脓腔和其内容物。手术成功要求脏胸膜的完整，更重要的是使肺能够膨胀填满整个胸膜腔。有时为了彻底清除慢性感染的来源，不得不切除邻近的肺段或肺叶，极少数情况下需做胸膜全肺切除术。

胸廓成形术应用在单纯胸管引流感染的胸膜腔不能自行闭合，没有满意的肌肉肌瓣填塞或不能填满脓腔，或者肺不能有效膨胀，这样需要胸壁本身塌陷来消灭残腔。Scheede 和 Eastlander 提出去除几根肋骨减少胸腔的体积再使感染的胸腔塌陷以消灭脓腔的技术，后经学者不断改进，使此种技术逐渐完善。安全有效地施行此手术的基本要点：①全面考虑患者对于手术的耐受力，手术可一次或分次完成；②为了保持颈部、肩带和上胸廓的骨性结构的完整性，保留第 1 肋是必要的；③当椎旁间隙要塌陷时，切除肋骨应达到肋骨横突；④为保持美观、结构完整，以及保护肺功能，前胸下部肋骨切除应持保守态度；⑤应有良好的术前准备，包括营养、水电解质平衡、纠正贫血、加强锻炼，小的支气管胸膜瘘术后可自行闭合，大的瘘口需严密缝合。过去数十年来，胸廓成形术在临床上的作用越来越少，主要原因是患者难以耐受这种破坏性较大的手术。有报道，胸膜外胸廓成形术对于选择性患者有极好的效果。Hopkins 等报道一组30 例患者，手术死亡率为 10%，82% 的存活者取得脓腔持续性闭合。而Gregoire 等报道 17 例全肺切除后脓胸的患者，经一期胸廓成形术治疗无手术死亡率，15 例（88%）患者术后脓胸即获得控制。

（陈克功）

第二节　乳糜胸

乳糜胸是指胸导管及其分支破裂，造成乳糜液漏入胸膜腔内。其特征是胸腔内液体颜色像乳糜一样，富含乳糜颗粒及甘油三酯。

一、胸导管的解剖和生理

胸导管解剖最大的特点是多变性，胸导管是汇集左侧淋巴系统回流的主要管道，较右侧淋巴系统回流的主要管道粗大得多。胸导管始于腹腔内的乳糜池。乳糜池通常位于邻近第 3 腰椎到第 10 胸椎的椎体之间降主动脉的右侧。约 50人中有 1 人乳糜池完全缺如。在第 12 胸椎水平胸导管经主动脉裂孔穿过横膈进入胸腔。在胸腔内胸导管位于脊柱表面食管之后，降主动脉与奇静脉之间中点偏右，通常在主动脉右肋间分支的前面。在第 5 胸椎水平，它斜向左方，于主动脉弓后方上行进左后纵隔，沿食管向上达颈根部，终止于左颈总静脉和左锁骨下静脉的交点。因此，在第 5 胸椎以下损伤胸导管时，产生右侧乳糜胸。在第 5 胸椎以上胸导管损伤时则产生左侧，或左右双侧乳糜胸。来自右侧头颈部、右上肢、右上纵隔的淋巴经支气管纵隔干引流到右淋巴导管，右淋巴导管很细很短，在右颈内静脉与右锁骨下静脉交接处，右淋巴导管汇入静脉系统。

胸导管的解剖变异较多，变异主要出现在穿出横膈水平。在横膈以上，78% 的人具有单一胸导管，17% 的人在下部为两条分支，上行后汇集成一条主干，而 5% 的人一直保持两条胸导管。胸导管与奇静脉、肋间静脉及腰静脉存在的许多小的淋巴静脉吻合支尤为重要。胸导管是一内覆上皮的肌性管腔，从第6胸椎以上，每隔几厘米腔内就出现瓣膜，使淋巴液在胸导管内沿单一方向流动。特别是在它汇入静脉处尚有成对的瓣膜，可防止静脉血反流入胸导管。

正常淋巴液的流量为 1.38 mL/（kg·h），流量受进食成分，尤其是脂肪的影响，变异很大。摄入的食物和液体吸收后进入淋巴系统形成淋巴液，它对淋巴毛细管产生一种推动力，使淋巴液沿一定方向流动。此外，淋巴管周围器官的肌肉活动，如呼吸运动中吸气使膈肌下降，腹内压升高，间歇地压迫乳糜池，同时吸气使胸内负压升高，从而提高胸腹腔之间的压力差，这些均有助于淋巴液向前流动。最后，胸导管、腹膜后淋巴管和乳糜池本身有自发节律性的收缩，推动淋巴液向前流动，这种收缩不受呼吸运动的影响。胸导管的节律性收缩每间隔 10~15 秒将淋巴液排空到锁骨下静脉。

胸导管内充满乳糜液。禁食时，胸导管内淋巴液较少，为澄亮的液体；进食后，尤其是脂肪餐时，乳糜液呈乳白色牛奶状，无味，碱性，比重为 1.012~1.025，静置后不凝，其上形成一奶油层。加入乙醚后变澄清，苏丹Ⅲ染色后在显微镜下观察可发现脂肪球。乳糜液含有多种重要成分和细胞，主要是中性脂肪、非酯化脂肪酸、磷脂、鞘磷脂和胆固醇脂等。碳链上少于 10 个碳原子的脂肪酸可通过门静脉系统直接吸收，这也是保守治疗乳糜胸时口服中链甘油三酯的原因乳糜液中总蛋白质含量为 2.2~5.9 g/100 mL，约为人体血浆蛋白含量的1/2，主要是白蛋白、球蛋白、纤维蛋白原和凝血因子。胸导管淋巴内含大量白细胞，为 2 000~20 000/mL，其中 90% 是 T 淋巴细胞，它对人体的细胞免疫起重要作用。研究证明，长期大量流出乳糜液将明显损害机体的免疫功能。胸导管内也含有其他成分，包括脂溶性维生素，各种抗体和酶，如碱性磷酸酶、淀粉酶等。由于乳糜液本身具有抑菌作用，含有大量脂肪酸、卵磷脂及淋巴细胞，因此乳糜胸患者发生胸膜腔感染很罕见。

如前所述，少量乳糜胸，可能对于呼吸、循环及内环境影响较小；但大量乳糜胸，如引流不及时或不畅，会引起呼吸功能障碍；乳糜瘘持久且大量，会造成严重的低白蛋白血症，免疫功能低下，水、电解质平衡紊乱，甚至是低血容量性休克。

二、病因

乳糜胸主要是由胸导管损伤或发育异常引起的。引起乳糜胸的原因很多，创伤、手术、肿瘤、结核、静脉栓塞、丝虫病等都可能引起乳糜胸。一般来说，乳糜胸的病因可分为以下几种。

（一）先天性乳糜胸

先天性乳糜胸常见原因是先天性管壁缺陷，包括胸导管闭锁、胸导管胸膜瘘等原因以及产伤，乳糜液可从胸导管、壁层胸膜、脏层胸膜下的淋巴管向外漏出。新生儿分娩过程中的产伤会引起静脉压升高导致胸导管破裂，也可产生乳糜胸。

（二）外科手术后（医源性）乳糜胸

手术损伤是乳糜胸最为常见的原因，涉及颈部淋巴结切除或根治性淋巴结清扫、食管癌尤其是中上段切除及二野淋巴结清扫术、肺癌手术淋巴结清扫术、动脉导管未闭结扎、主动脉弓松解的手术（如主动脉缩窄切除、胸主动脉瘤切除、纵隔肿瘤、左全肺切除、左锁骨下动脉处手术、交感神经切断术等），还有一些诊断性操作如腰动脉造影、锁骨下动脉插管、经房间隔左心导管检查等。在 1967 年，Roy 等报道 17 000 例胸心外科手术后出现 5 例乳糜胸，这个发生率较低，实际情况可能较高。手术后乳糜胸的症状在进食后表现明显，多在 1 周左右发现。外科医师应当警惕的是，在远离胸导管部位手术时也可能发生异常胸导管及其分支的损伤，如肺叶切除、胸骨正中切开的手术等。

（三）非外科手术（创伤）后乳糜胸

1. 锐器伤

子弹、刺刀穿入颈部、胸部、上腹部可能伤及胸导管及其主要分支。这些损伤在伤后多被附近其他重要脏器的损伤所掩盖，早期不易发现。

2. 钝性伤

椎管内压力升高，椎体突然过度伸展，可造成膈上胸导管撕裂，以前曾有过损伤或疾病使胸导管固定于脊柱时更容易发生。此外，爆震伤、挤压伤或剧烈咳嗽偶尔可导致胸导管破裂。

闭合性损伤所导致的胸导管破裂在受伤与临床症状出现前常有一个间隔期，

为 2~10 日，也可长达几周或几个月。胸导管破裂后在纵隔内形成胸膜外乳糜肿，此乳糜肿增大到一定体积后始破入胸膜腔。它多位于右下肺韧带基底部。闭合性损伤所导致的乳糜胸只有约 50% 的患者能自行闭合，剩余 50% 的患者若不经外科手术治疗，最终导致死亡。

（四）非创伤性乳糜胸

1. 肿瘤性乳糜胸

良性或者恶性肿瘤均可通过淋巴引流、癌栓阻塞、侵犯胸导管等，导致胸导管破裂造成乳糜胸。最常见的是淋巴恶性肿瘤、原发性肺癌、食管癌晚期侵犯以及腹膜后淋巴瘤。肿瘤性乳糜胸可为单侧或双侧，乳糜胸后发生乳糜腹常提示腹膜后肿瘤。胸膜的恶性肿瘤也可并发乳糜胸。恶性乳糜瘘有时可侵犯心包，造成心包积液甚至心脏压塞，危及生命。

2. 特异性炎症

感染，如结核性淋巴结炎、非异物性纵隔炎、上行性纵隔炎以及丝虫病，会引起胸导管的特异性炎症侵犯并阻塞胸导管引起乳糜胸。纵隔放疗后的纤维化亦可产生乳糜胸。

3. 循环障碍

胸导管进入左锁骨下静脉和左颈总静脉交界处的梗阻可导致乳糜胸。其原因可为栓塞、炎症、肿瘤、创伤或某些尚未清楚的因素。

4. 其他原因

肺淋巴管瘤病是乳糜胸中比较少见的原因，主要发生于育龄妇女，以心悸、气短为主诉，除乳糜胸外，尚有气胸及咯血等症状，一般于发病 10 年内死于肺功能不全。

三、诊断

胸腔穿刺或胸管引流发现乳糜液即可诊断，但是乳糜胸的病因诊断常不容易，有时需数月、数年，有的甚至需要尸检才能明确产生乳糜胸的病因。病史对诊断先天性和创伤性乳糜胸有重要价值。新生儿乳糜胸开始为胸腔积液，进食后才出现乳糜。手术后乳糜胸常在术后 7~10 日进食后出现。闭合性创伤后乳糜胸多有外伤史，症状出现前常有一段间隔期。乳糜液中加入乙醚摇动后，脂肪溶解，牛奶样浑浊变澄清可明确诊断。苏丹Ⅲ染色后在显微镜下检查可见脂肪球对于乳糜胸有特殊诊断价值。

在鉴别乳糜液时应区分假性乳糜。假性乳糜常由肿瘤或慢性感染引起，因该液体中含有磷脂酰胆碱球蛋白复合物，外观也呈牛奶状，而细胞变性产生的脂肪较少，用苏丹Ⅲ染色无脂肪球出现，比重<1.012，沉渣中有大量细胞，淋巴细胞不是主要成分，蛋白质和胆固醇含量低于真正乳糜液。真性乳糜胸，甘油三酯含量一般超过 110 mg/dL。鉴别有困难时，可给患者进食混有亲脂性染料的液体，再抽胸腔积液送检。某些结核患者的胸腔积液亦呈牛奶状，易与乳糜胸混淆，此种胸腔积液是胆固醇性质的胸腔积液，胸腔积液中胆固醇结晶浓度较高。创伤性乳糜胸的胸液常混有血液，尤其开始时为血性，有时误认为结核。

乳糜胸除表现胸腔积液外，无特异性 X 线征象。淋巴管造影能直接观察淋巴系统的形态改变，如狭窄梗阻，并能显示淋巴外漏的部位和范围，有时可以帮助病因诊断。淋巴管造影是有一定创伤的检查，操作稍复杂，有一定的禁忌证，有可能引起某些并发症。近年来，利用放射性核素淋巴显像技术诊断乳糜胸的报道逐渐增多。放射性核素淋巴显像技术借助淋巴系统对标记化合物胶体颗粒或大分子的渗透吸收、转运、摄取和吞噬等作用，以显示淋巴通路的形态结构与引流功能，是一种生理性的无创检查，简单易行，无不良反应或并发症，并可重复应用，对于乳糜外溢不仅能定性也能做定位诊断，并可用于术后监测疗效或预后。理论上，目前的许多检查都能对乳糜胸做出诊断，也能确定胸导管瘘口的部位、范围、程度以及乳糜胸的病因。但是临床实际应用中却并非如此，有些乳糜胸特别是非外伤性（自发性）乳糜胸，淋巴造影或放射性核素淋巴显像对胸导管瘘口的定位经常是含糊不清。乳糜胸的病因常常无法明确，尽管进行了淋巴造影、放射性核素淋巴显像、骨髓穿刺、肝活检、淋巴结活检甚至开胸活检，也未能获得确切的病因。对此种非创伤性乳糜胸，胸外科医师有时要先处理乳糜胸，减轻患者的临床症状，病因诊断则放在第二位。

四、治疗

在胸导管结扎手术开始应用以前，采用胸腔穿刺抽液和营养支持，约半数乳糜胸患者死亡，非创伤性乳糜胸患者无一例生存。1934 年，Heppner 提出胸导管瘘的愈合机制是瘘口周围胸膜腔的闭塞，非损伤胸导管本身的愈合。他建议每日胸腔穿刺后注入各种刺激性物质，如高渗葡萄糖溶液、氮芥、四环素、滑石粉等来治疗乳糜胸。后来发现直接处理胸导管不产生生理紊乱，于是有医生用银夹夹住胸导管控制乳糜液外漏。1948 年，Lampson 报道了首次应用胸导管结扎术成功治疗乳糜胸的经验，从此以后乳糜胸的治疗有了显著的进步，死亡率从 50% 降低到 15%，是乳糜胸治疗的里程碑标志。

对于先天性和创伤性乳糜胸，大多数学者认为先进行一段时间的保守治疗，当效果不佳时再施行手术为宜。对于保守治疗的期限至今争论仍较多。有学者认为胸内乳糜的积累量不是判断手术时机的可靠指标，乳糜液的减少不是逐渐的而是在某个时刻骤然停止，因此提出保守治疗的时间以患者对于丢失乳糜液的耐受程度决定，当丢失量很大，保守治疗不应超过 3 周，以免发生严重的代谢紊乱和机体衰竭。Leele 认为，每日乳糜引流量成人超过 1 500 mL，儿童超过每岁 100 mL，持续 5 日即需手术处理。外科手术后（医源性）乳糜胸外科处理应更积极些，更早些进行胸导管结扎手术。随着对液体、电解质和营养缺乏的深入理解，特别是静脉高营养的临床应用范围不断扩大，有学者认为应进行严格积极的保守治疗，手术后乳糜胸很少需要外科手术治疗。

保守治疗一般是持续胸腔穿刺，当效果不显著时改用大口径的胸管引流。维持有效的引流，促进肺良好复张，可以促进胸导管破口愈合。最重要的是保证足够的营养支持，一般建议以禁食为首位，因为经口进食或肠内营养会刺激乳糜大量产生，使乳糜液增多，不利于胸导管破口愈合，营养应以中心静脉高营养为主；大量临床实践证实，奥曲肽等对于乳糜胸尤其是食管癌、肺癌术后乳糜胸有不错的疗效，建议持续静脉泵入，方案为 0.6 mg 奥曲肽加入生理盐水微量泵入 2 mL/h，一般 3～7 日引流量减少到 200～300 mL。

尽管通过全胃肠道外营养可适当地补充丢失的乳糜液，但长期存在胸导管瘘，大量乳糜液漏出仍然会造成患者营养丢失和免疫功能的损害，有时达到非常严重的程度。此时，患者常出现大量的细胞外液和电解质丢失，造成负氮平衡，进而导致体重下降，最后引起人体免疫功能低下，也会导致外周淋巴细胞明显减少。因此，在保守治疗无效时需考虑进行外科手术治疗。是继续保守治疗还是改为外科处理应考虑到以下几个因素：①造成乳糜胸的病因；②乳糜瘘存在时间的长短；③每日胸腔引流量的多少；④营养缺乏和免疫功能损害的程度；⑤患者对于乳糜丢失的耐受能力。

上海胸科医院的经验建议外科手术指征如下：①创伤性和手术后乳糜胸，如无禁忌证，建议尽早手术，尤其是食管癌术后患者，因营养不良会造成患者吻合口瘘等更为严重的后果，甚至死亡；②成人乳糜胸每日丢失的乳糜液大于1 000 mL，保守治疗5~7日，如无减少趋势，则应果断手术；③小儿或者新生儿乳糜胸常通过保守治疗治愈，如不能治愈，可考虑手术治疗；④肿瘤所致乳糜胸，需要进行放疗和化疗，必要时再考虑手术；⑤结核所致乳糜胸，经过正规抗结核治疗后，如不能很好控制症状，可谨慎考虑手术。

目前，外科处理乳糜胸有两种手术方法被普遍接受，即直接闭合胸导管瘘和直接结扎膈上胸导管。第一种情况单侧乳糜胸经有胸液的一侧进胸，特别是术后乳糜胸，此时直接处理损伤的胸导管比较容易。寻找胸导管瘘口是手术中的困难问题。由于解剖变异和纵隔内大量纤维素凝块沉着，广泛解剖纵隔不仅找不到瘘口，而且可使单侧乳糜胸变成双侧乳糜胸。为此，有学者建议采取术前3~4小时口服牛奶，或口服混有亲脂性染料的牛奶，或者口服橄榄油100~200 mL，食管壁内注射染料，开胸时自大腿注入1%的伊文思蓝，手术台上进行淋巴管造影等方法以帮助手术时辨别瘘口。一些医生认为，注入染料并无必要，因为清亮乳白色乳糜液在手术台上能清楚显示，高浓度染料很容易逸出使很多组织着色，可能影响观察解剖结构。一旦发现瘘口，先双层缝扎瘘口远近两断端并缝合纵隔胸膜，最后结扎膈上胸导管。这是乳糜胸手术技术上的关键。但是临床上有时无法找到瘘口，特别当纵隔胸膜广泛浸润乳糜时，此时仅在乳糜漏出的一处或多处缝合纵隔胸膜并于右侧膈上结扎胸导管即可。有学者提出，对于手术中未能找到胸导管瘘口的患者，进行部分胸膜切除并适当进行胸腔引流，也可达到治疗的目的。也有学者提出，单纯结扎右膈上胸导管而不去处理胸导管瘘就能获得有效治疗。不必企图找到胸导管瘘口，只要找到膈上胸导管予以牢靠的结扎，继之严密缝合纵隔胸膜，用纱布涂揩壁层胸膜诱发术后胸膜腔内的粘连，绝大多数患者就可获得手术成功，术后乳糜胸完全消失。因此，推荐单侧或双侧乳糜胸均经右侧进入胸膜腔。经右侧进胸的优点，主要是右侧进胸膈上胸导管位置比较固定，寻找和结扎胸导管比较容易，手术后能有效地控制乳糜外漏。也有学者报道，借助体外压力泵进行胸腹腔引流，将胸内乳糜液引流到腹腔，成功地治疗了新生儿乳糜胸。

非创伤性乳糜胸治疗比较困难，主要原因是其病因难以确定。对于非创伤性乳糜胸的患者，已知病因者可以直接处理原发病和保守治疗，已知肿瘤引起者可进行放疗或化疗。若原发病因并不明确，直接治疗原发病常无的放矢，保守治疗多费时费力，效果难以估计。因此，在这种情况下，结扎膈上胸导管不失为减轻临床症状的权宜之计。对晚期肿瘤患者也可适用，但是恶性肿瘤患者结扎胸导管成功机会不大。除了结扎胸导管，壁层胸膜切除或应用胸膜刺激剂，干纱布擦拭壁层胸膜，诱发胸膜产生粘连从而使胸膜腔闭塞，也是成功治疗乳糜胸的重要措施。由此可知，原因未明的乳糜胸须尽力求得病因诊断，这需要全面体检和完整定量的实验室检查，开胸探查仅为最后手段。若开胸探查不能切除病变，可进行活组织检查，便于术后更合理地治疗。若未发现胸导管病变，此时手术可直接处理乳糜胸，包括胸导管结扎和壁层胸膜切除。

（宁光耀）

第三节　胸腔积液

胸腔积液是胸膜疾病最常见的临床表现，可原发于胸膜自身疾病或继发于肺部疾病，也可来源于全身性疾病。不同病因的胸腔积液治疗和预后截然不同，准确的诊断常依赖于影像学检查和胸腔积液的实验室检查。鉴别胸腔积液是漏出液还是渗出液非常重要，漏出性胸腔积液常由心力衰竭、肝硬化引起，而结核性胸腔积液、恶性胸腔积液和肺炎相关胸腔积液是渗出性胸腔积液常见的病因。

一、分类

胸膜腔为脏、壁层胸膜之间的一个潜在间隙，在生理情况下，脏层和壁层胸膜之间有一层很薄的液体（5~15 mL），在呼吸运动时起润滑作用。随呼吸周期胸膜腔的形状和压力发生变化，将胸壁的压力传达到肺，维持肺的形状。胸膜腔在很多疾病中起着重要的病理生理作用，只要这一潜在间隙的容量扩大，就可引起临床症状。正常情况下，胸膜腔内每日有500~1 000 mL液体形成和吸收，任何原因使胸膜腔内液体形成过快或吸收过缓，即产生胸腔积液。胸腔积液按其发生机制可分为漏出性胸腔积液和渗出性胸腔积液两类。按病因可分为感染性、肿瘤性、免疫性、物理性、药物性等。

二、流行病学特点

目前，关于胸腔积液的流行病学资料缺乏大样本、多病种的系统研究，不同国家和地区、不同时期所统计的发病率和病种构成均有差异。国内目前尚无全国性的流行病学资料，病因差异较大，可能与调查的对象和范围不同有关。总体来说，结核和恶性肿瘤是主要病因。

三、病因

既往认为胸膜腔内液体的交换取决于流体静水压和胶体渗透压之间的压力差，脏层胸膜薄的动物（如兔）其壁层胸膜主要由肋间动脉供血，脏层胸膜由肺动脉供血，受压力驱动，液体从壁层胸膜滤过进入胸膜腔，由脏层胸膜回吸收。但发现脏层胸膜厚的动物（包括人类）其壁层胸膜间皮细胞之间存在淋巴管微孔，脏层胸膜由体循环的支气管动脉和肺循环供血，从而对胸膜腔内液体的产生和吸收机制达成新的共识，即液体由于压力梯度从壁层和脏层胸膜的体循环血管通过有渗漏性的胸膜进入胸膜腔，通过壁层胸膜的淋巴管微孔经淋巴管回吸收，正常情况下脏层胸膜对胸膜腔内液体交换的作用较小。

肺、胸膜和肺外疾病均可引起胸腔积液，临床常见的病因和发病机制如下。

（1）胸膜毛细血管内静水压升高。如充血性心力衰竭、缩窄性心包炎、血容量增加、上腔静脉或奇静脉回流障碍等，产生漏出液。

（2）胸膜通透性增加。如胸膜炎症、胸膜肿瘤、结缔组织病、肺栓塞、膈下炎症等，产生渗出液。

（3）胸膜毛细血管内胶体渗透压降低。如低蛋白血症、肝硬化、肾病综合征、急性肾小球肾炎、黏液性水肿等，产生漏出液。

（4）壁层胸膜淋巴回流障碍。如癌性淋巴管阻塞、发育性淋巴管引流异常等，产生渗出液。

（5）损伤性疾病。如肋间血管损伤、主动脉瘤破裂、食管破裂、胸导管破裂等产生血胸、脓胸和乳糜胸。

四、临床表现

(一) 症状

胸闷和呼吸困难较常见，少量胸腔积液一般无明显症状。部分急性胸膜炎早期胸腔积液量少时有明显的胸痛，随着积液增多，脏层和壁层胸膜分开而胸痛减轻，但逐渐出现气促。中量、大量胸腔积液常表现为胸闷和呼吸困难，尤其在活动后明显。呼吸困难的原因主要是改变了呼吸肌长度与张力，引起呼吸肌机械性能变化；其次是由于肺组织受压。呼吸困难的程度与积液量、胸膜腔内压以及它们对力学和气体交换的影响有关，也与同时并发的肺部病变严重程度有关。在极少情况下，可出现张力性胸腔积液，表现为严重的呼吸困难和血流动力学不稳定。伴随症状取决于胸腔积液的病因，如结核性胸腔积液患者可伴有低热、乏力、消瘦等结核中毒症状；恶性胸腔积液患者通常量较多，患者可伴有胸痛、咳嗽、咯血；肺炎相关胸腔积液和脓胸患者可伴有发热、咳痰；充血性心力衰竭患者有心功能不全的相应表现；肝脓肿时，患者伴有发热、肝区疼痛。

(二) 体格检查

少量胸腔积液时，可无明显体征，部分患者可触及胸膜摩擦感或闻及胸膜摩擦音。中至大量胸腔积液时，体格检查时可发现患侧胸廓饱满，肋间隙增宽，气管向健侧移位；患侧语音震颤减弱或消失，呼吸动度减弱，局部叩诊浊音；听诊呼吸音减弱或消失，液平面以上由于肺组织受压，呼吸音可增强，或听到支气管肺泡呼吸音。体征上需与胸膜增厚相鉴别，胸膜增厚亦为叩诊呈浊音，听诊呼吸音减弱，但往往伴有胸廓扁平或塌陷，肋间隙变窄，气管向患侧移位，语音传导增强等体征。

五、辅助检查

(一) 影像学检查

1. 胸部 X 线检查

少量胸腔积液时，肋膈角变钝。中量积液时表现为中下肺野均匀的密度增高影，上界呈弧形，为外高内低、凹面向上的反抛物线状。大量积液时患侧胸腔全部为致密均匀阴影，纵隔向健侧移位。包裹性积液局限于一处，形成圆形、卵圆形或半月形密度增高影，不随体位改变而变动。叶间积液变为与叶间裂有关边缘光滑的菱形或圆形阴影，肺底积液在肺膈面和膈肌之间，易误诊为膈肌升高。积液可掩盖肺内原发病灶，抽尽积液后有利于发现肺内病变。

2. 胸部 CT 检查

CT 有较高的敏感性和分辨率，不仅能显示极少量或局限性胸腔积液，还能显示肺内、纵隔及胸膜的病变情况，有助于病因诊断。CT 检查时患者一般取仰卧位，积液量少时不易区分来自胸腔或者腹腔，可以通过以下 4 种征象进行判断。①横膈征：通过胸腔积液和腹腔积液与横膈关系不同的分布情况来鉴别。胸腔积液位于一侧横膈凸面的附近和外围，而腹腔积液及腹腔脏器则位于一侧横膈的附近和中央。②界面征：液体和肝、脾之间的界线。腹腔积液患者此界线清晰，而胸腔积液此界线模糊。③膈角移位征：横膈角被胸腔积液推移向前，这是横膈角和脊柱之间被液体插入所致。腹腔积液不会产生这种移位。④裸区征：肝右叶缺乏腹膜覆盖的部位称为裸区，此区域肝直接附着于后腹壁，故在此平面，肝后无腹腔积液。在对所有的胸腔积液、腹腔积液患者进行诊断时，这 4 种征象均应被评估，因为应用单一征象去评估可致诊断不明或误诊。

3. 胸部超声检查

超声检查对胸腔积液的诊断具有灵敏、准确、操作简便等特点，可以显示胸部 X 线常规检查难以发现的少量胸腔积液，确定包裹性积液或分隔性积液的位置，估计积液量、测量距离体表的深度和范围，准确定位指导胸腔穿刺抽液、胸腔闭式引流和胸膜活检等有创操作。胸腔积液在二维超声检查上表现为无回声的液性暗区，若暗区透声稍差、有光斑光束出现，提示积液中有沉淀物、纤维素形成；暗区与胸壁距离增宽则提示局部胸膜增厚。胸部超声检查有助于漏出液和渗出液的鉴别。胸腔积液的回声类型主要有以下四种：无回声型（Ⅰ型）、无分隔散在点状回声型（Ⅱ型）、分隔兼有点状回声型（Ⅲ型）和均匀回声增多型（Ⅳ型）。漏出液为Ⅰ型，部分不含析出物的渗出液也可为Ⅰ型、Ⅱ型、Ⅲ型和Ⅳ型，其中Ⅳ型为血性胸腔积液和脓胸的典型表现。超声检查虽然有助于积液性质的判断，但确诊仍依赖于穿刺抽液的实验室检查及必要的细胞病理学检查。

（二）胸腔穿刺抽液检查

胸腔穿刺抽液检查对于明确胸腔积液的性质及判断病因具有重要的价值。

1. 外观

漏出液清亮透明，静置后不凝固；渗出液一般颜色较深，微浊。肺栓塞、恶性疾病或外伤表现为血性胸腔积液；感染性胸腔积液常为黄色，浑浊而有脓性的积液提示脓胸；结核性胸腔积液呈浅草黄色；清亮乳白色液体提示乳糜胸诊断；巧克力色积液见于阿米巴肝脓肿穿破入胸腔。

2. 比重、黏蛋白定性试验（Rivalta 试验）、蛋白质含量和细胞学检查

漏出液比重<1.018，黏蛋白定性试验阴性，蛋白质含量<30 g/L，细胞数常少于 $100×10^6$/L，以淋巴细胞、间皮细胞为主；渗出液比重>1.018，黏蛋白定性试验阳性，蛋白质含量>30 g/L，细胞数常大于 $500×10^6$/L。中性粒细胞增多提示急性炎症，脓胸时白细胞计数可达 $10×10^9$/L 以上，结核性胸膜炎早期以中性粒细胞为主，其后则转为以淋巴细胞为主；寄生虫感染或结缔组织病时嗜酸性粒细胞可增多。红细胞计数超过 $5×10^9$/L 时，胸腔积液呈淡红色，多由恶性肿瘤所致；红细胞计数超过 $100×10^9$/L时，应考虑创伤、肿瘤或肺梗死。胸腔积液血细胞比容大于外周血的 50% 以上时为血胸。

3. 葡萄糖及 pH

正常情况下，胸腔积液中的葡萄糖含量与血液中葡萄糖含量相近，漏出液与大多数渗出液的葡萄糖含量正常，而脓胸、食管破裂、类风湿性胸腔积液、系统性红斑狼疮、结核和恶性胸腔积液中的葡萄糖含量可低于 3.3 mmol/L（60 mg/dL）。其中，类风湿性胸腔积液和脓胸，葡萄糖水平最低（<0.56 mmol/L 或 10 mg/dL）。

使用动脉血气分析仪可以测定胸腔积液 pH，漏出液 pH 一般在 7.45~7.55，渗出液 pH 一般在 7.3~7.45。较低的胸腔积液 pH（<7.3）和葡萄糖含量（<3.3 mmol/L）见于复杂性肺炎相关胸腔积液、恶性胸腔积液、结核性胸腔积液、类风湿胸膜炎、食管破裂、系统性红斑狼疮等。在肺炎相关胸腔积液中，低 pH 和葡萄糖含量较高的可能需要留置胸管引流，英国胸科学会建议胸腔积

液 pH<7.2 提示需放置胸管引流；在恶性胸腔积液中，低 pH 和低葡萄糖含量提示胸膜病变广泛，胸腔积液中细胞学检查阳性率高、胸膜固定术效果不佳、患者预后较差。

4. 酶

渗出性胸腔积液中乳酸脱氢酶高于 200 U/L，且与血清 LDH 的比值大于 0.6；胸腔积液 LDH 水平与胸膜炎症程度相关，LDH>500 U/L 提示恶性肿瘤或并发细菌感染。

胸腔积液淀粉酶水平高于正常血清上限或胸腔积液/血清淀粉酶>1.0，提示急性胰腺炎、胰腺假性囊肿、食管破裂或胸膜恶性肿瘤（特别是腺癌）。同工酶分析有助于确定淀粉酶的来源，如唾液淀粉酶升高，而没有食管破裂，则恶性的可能性更大。

腺苷脱氨酶（ADA）在淋巴细胞中含量较高。炎性渗出液中 ADA 常低于 45 U/L，恶性胸腔积液中 ADA 常低于 25 U/L，结核性胸腔积液中 ADA 多高于 45 U/L，其诊断结核性胸腔积液的敏感度较高。

5. Light 标准

根据胸腔积液和血液中总蛋白和乳酸脱氢酶的含量的比较，可以区分渗出液和漏出液。Light 标准：①胸腔积液蛋白/血清蛋白（PE/S pro）为 0.5；②胸腔积液乳酸脱氢酶/血清乳酸脱氢酶（PE/S LDH）为 0.6；③胸腔积液乳酸脱氢酶大于正常血清乳酸脱氢酶上限的 2/3（或 200 U/L）。凡符合以上三项中任何一项条件者可诊断为渗出液，否则为漏出液。其敏感性高达 85%~99%，但特异性较低，为 75%~90%，即根据 Light 标准某些实际上为漏出液的患者被误诊是渗出液。Light 推荐对于临床上考虑为漏出液而 Light 标准符合渗出液时，予以测定血清—胸腔积液的清蛋白差值，若超过 12 g/L，则诊断为漏出液。对于经过利尿治疗的充血性心力衰竭患者，因胸腔积液中蛋白和乳酸脱氢酶浓缩，用 Light 标准可误判为渗出液，此时血清—胸腔积液的清蛋白差值超过 12 g/L，则有助于漏出液的诊断。Romero 等以 PE/S pro>0.6、PE LDH>280 U/L、PE/S LDH>0.9 作为标准，可使特异性从 77% 上升到 93%。Porcel 等对 Light 标准进行调整，省略 PE/S LDH 进行渗出液和漏出液鉴别，也获得相似结果，敏感性为 95.4%，特异性为 83.3%。目前认为，Light 标准是胸腔积液中漏出液和渗出液鉴别的重要指标，适当调整相关指标数值可以提高诊断的特异性。漏出液与渗出液鉴别试验的敏感性和特异性见表 5-1。

表 5-1　漏出液与渗出液鉴别试验的敏感性和特异性

项目	漏出液	渗出液
病因	非炎症性	炎症性、外伤、肿瘤或病理性刺激
颜色	淡黄色	黄色、红色、乳白色
透明度	清晰透明	浑浊
密度	<1.018	>1.018
凝固性	不易凝固	易凝固
Rivalta 试验	阴性	阳性
蛋白质定量（g/L）	<30	>30
积液蛋白/血清蛋白	<0.5	>0.5
葡萄糖（mmol/L）	接近血糖	<3.3
LDH（U/L）	<200	>200
积液 LDH/血清 LDH	<0.6	>0.6
细胞总数（$\times 10^6$/L）	<100	>500
有核细胞分类	淋巴细胞为主，可见间皮细胞	炎症以中性粒细胞为主，慢性炎症或恶性积液以淋巴细胞为主
细菌	无	有

6. 类脂

乳糜胸和假性乳糜胸可通过脂质分析鉴别。乳糜胸见于胸导管破裂，胸腔积液中甘油三酯含量大于 1.24 mmol/L（1 100 mg/L），胆固醇不高，脂蛋白电泳可显示乳糜微滴，如甘油三酯含量小于 0.56 mmol/L（500 mg/L）则可排除。假性乳糜胸胆固醇水平大于 5.18 mmol/L（2 000 mg/L），甘油三酯含量正常，无乳糜微滴，显微镜下可见胆固醇结晶；与陈旧性积液的胆固醇积聚有关，见于陈旧性结核性胸膜炎、恶性胸腔积液、肝硬化和类风湿性胸腔积液等。

（三）经皮胸膜活检

经皮胸膜活检具有简单、易行、创伤小的优点，对于胸腔积液的病因诊断有重要意义，可鉴别结核、肿瘤和其他胸膜病变，阳性诊断率为 40% ~ 75%。二维超声或 CT 引导下活检可提高诊断率。拟诊为结核性胸腔积液时，活检标本除常规病理检查外，还应做结核分枝杆菌培养。脓胸或有出血倾向者不宜进行胸膜活检。如果证实为恶性胸膜间皮瘤,应在 1 个月内对活检部位进行放疗以防针道种植。

(四) 胸腔镜或开胸活检

胸腔镜或开胸活检是诊治胸腔积液最直接准确的方法,有些胸腔积液病因诊断较为困难,经常规胸部 X 线、胸部 CT、胸腔穿刺抽液检查以及胸膜活检等方法仍有 20%～30%不能明确诊断,此时需考虑应用胸腔镜检查。胸腔镜检查对恶性胸腔积液的病因诊断率可达 70%～100%,可全面检查胸膜腔,直接观察病变的形态特征、分布范围、侵犯邻近器官情况,能够多部位取活检,能够获得更大的组织样本,克服了经皮胸膜活检的盲目性,故诊断阳性率较高。少数胸腔积液的病因经上述各种检查仍不能明确,如无特殊禁忌可考虑开胸探查。

六、诊断和鉴别诊断

根据临床症状、体征及影像学检查,胸腔积液的诊断并不困难。因为引起胸腔积液的病因很多,所以明确胸腔积液的性质和原因是诊断的重点 (图 5-1)。

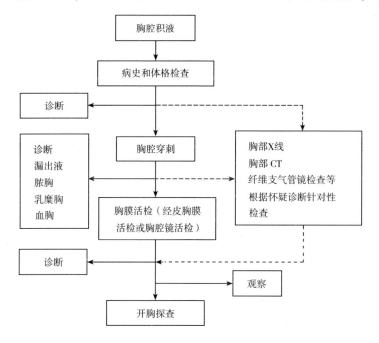

图 5-1　胸腔积液的诊断重点

首先需要明确胸腔积液的性质，即鉴别是漏出液还是渗出液，再根据漏出液或渗出液所涉及的病因范围，进一步寻找证据，明确病因。因此，胸腔穿刺抽液检查是诊断的重要依据。

漏出液应寻找全身性因素，常见的病因是充血性心力衰竭、肝硬化、肾病综合征和低蛋白血症。充血性心力衰竭和肾病综合征多为双侧胸腔积液，肝硬化胸腔积液多伴腹腔积液，低蛋白血症多伴有全身水肿。腹膜透析的胸腔积液类似于腹透液，葡萄糖含量高，蛋白质含量低于 $1.0~g/L$。

我国渗出性胸腔积液最常见的病因是结核性胸膜炎和恶性胸腔积液。前者多见于青壮年，表现为胸痛，常伴有干咳、低热、盗汗、消瘦等结核中毒症状，体格检查除胸腔积液体征外无其他异常，红细胞沉降率一般增快，结核菌素试验阳性；老年患者可无发热，结核菌素试验亦常阴性。胸腔积液检查外观为草黄色，以淋巴细胞为主，pH 和葡萄糖含量低，ADA 增高，抗酸杆菌涂片、染色及培养可阳性。

恶性胸腔积液患者年龄多在中年以上，体格检查可见体表淋巴结增大、肿瘤压迫等直接或间接征象，胸腔积液多为血性，量大、增长迅速，胸腔积液中 pH 和葡萄糖含量较结核性胸腔积液高，肿瘤标志物可升高，胸腔积液细胞学检查、胸膜活检、纤维支气管镜检查及胸腔镜等检查有助于进一步诊断和鉴别。怀疑为其他器官肿瘤转移（如乳腺癌、消化系统或泌尿生殖系统肿瘤）时，需进行相应针对性检查。

肺炎相关胸腔积液指肺炎、肺脓肿和支气管扩张等感染引起的胸腔积液，如积液呈脓性则为脓胸。患者多有发热、咳嗽、咳痰、胸痛等症状，血白细胞增多，中性粒细胞增多伴核左移。胸腔积液为草黄色甚至脓性，白细胞明显增多，以中性粒细胞增多为主，pH 和葡萄糖含量降低。脓胸为胸腔内致病菌感染造成积脓，多与未能有效控制肺部感染、致病菌侵袭进入胸腔有关，也与胸部外伤、胸部手术后支气管胸膜瘘或吻合口瘘或医源性因素有关。急性脓胸表现为高热、胸痛等；慢性脓胸有胸膜增厚、胸廓塌陷、慢性消耗和杵状指（趾）等表现。胸腔积液呈脓胸，涂片革兰染色及细菌培养阳性。

七、治疗

（一）漏出性胸腔积液

对于漏出性胸腔积液应积极治疗原发病，在原发病被控制以后，积液通常可以消失。因积液量大引起的症状较为严重或原发病治疗效果不佳时，需进行干预以缓解症状，如对继发性肺栓塞的大量积液可能需要施行胸腔闭式引流术；对难治性腹腔积液所致症状明显的胸腔积液，可施行胸膜固定术。

（二）结核性胸腔积液

结核性胸腔积液一般为自限性，如未予以治疗通常经过 4~16 周的自然病程可自行吸收，但其中 43%~65% 的患者会在若干年后发展为活动性肺结核或肺外结核；病程长者可发生积液包裹分隔，胸膜粘连、肥厚、纤维板压迫和限制肺组织的活动，出现限制性通气障碍，因此需要积极、彻底治疗。治疗目标为：①防止将来活动性肺结核的发生和发展；②尽快缓解结核感染包括胸腔积液吸收造成的中毒症状和积液的压迫症状；③防止胸膜肥厚、粘连、纤维化形成影响肺功能。

1. 抗结核化疗

抗结核化疗是针对病因的基础治疗，方案与肺结核相同，采取初始短程化疗方案疗效可靠，胸腔积液量多或双侧胸腔积液、结核性脓胸及痰检阳性的患者，强化期四联（异烟肼、利福平、吡嗪酰胺、乙胺丁醇）用药 2 个月，接着继续应用异烟肼、利福平巩固治疗 4 个月；对只有单侧胸腔积液的患者，可先用异烟肼、利福平、吡嗪酰胺治疗 2 个月，再用异烟肼、利福平巩固治疗 4 个月。有些局限性胸腔积液的患者，即使 6 个月的疗程结束后，胸腔积液仍有可能延迟吸收。

2. 胸腔穿刺抽液

胸腔穿刺抽液是重要的治疗措施之一，可使受压肺复张、排除胸腔积液中炎性渗出物和致热原，减轻毒素吸收引起的结核中毒症状，缩短病程，防止纤维蛋白沉积。在正规抗结核化疗的同时，及早给予排除胸腔积液，可有效缓解症状，减轻后期胸膜包裹与胸膜粘连肥厚的并发症，促进肺功能的恢复。目前，国内外均主张早期大量抽液，方法有普通胸腔穿刺针穿刺、留置中心静脉导管等。

3. 肾上腺皮质激素的应用

肾上腺皮质激素可减轻机体的变态反应和炎症反应，使结核毒性症状很快减轻，减少渗出，促进胸腔积液迅速吸收。有学者对治疗结核性胸腔积液中使用口服糖皮质激素的作用进行研究发现，激素治疗组患者发热、胸痛、呼吸困难等临床症状在早期即出现缓解，胸腔积液消失时间缩短，疗程结束时残留胸腔积液量有减少的趋势，但随访发现胸膜肥厚、粘连及胸腔积液包裹明显多于对照组。考虑结核性胸腔积液在早、中期常以炎症渗出为主，使用激素能加快胸腔积液吸收；后期大量纤维蛋白渗出，沉着于胸膜形成纤维硬结，引起局部血液及淋巴液循环障碍，应用激素治疗时巨噬细胞吞噬功能下降，对胶原纤维的降解作用下降，致使纤维蛋白原纤溶活性和胶原酶活性降低，促进胶原形成，导致胸膜肥厚、粘连加速。在治疗中，激素治疗组新增肺结核者明显多于对照组，与激素抑制免疫系统作用，而使结核扩散有关。肾上腺皮质激素在治疗结核性胸腔积液治疗中的作用尚具争议，目前认为不宜作为常规治疗，主要适应证为早期渗出性胸膜炎伴有明显结核中毒症状、大量胸腔积液、双侧胸腔积液或多发性浆膜炎、血行播散型肺结核伴胸腔积液。

（三）肺炎相关胸腔积液和脓胸

诊断为肺炎相关胸腔积液或脓胸，首先应给予抗生素控制感染，并给予全身支持治疗。一些早期、病变轻微的患者，胸腔积液量少，经积极有效的抗感染治疗后，胸腔积液可以吸收。如果患者病变较重、积液量多，应积极采用外科方法排出胸腔内的炎性积液。常用胸腔穿刺及胸腔闭式引流的方法。胸腔穿刺抽液以每次≤1 000 mL为宜，抽液过快或过多会造成复张性肺水肿，胸腔积液 pH<7.2 者应施行胸腔闭式引流术。

脓胸的治疗原则是控制感染、引流通畅、支持治疗及促使肺复张，恢复肺功能。抗菌药物的使用，可防止脓胸复发。引流是脓胸最基本的治疗方法，应保证引流通畅。可使用2%碳酸氢钠或生理盐水反复冲洗胸腔，使脓液稀释便于引流，但对有支气管胸膜瘘者不宜冲洗胸腔以免感染播散。一般支持治疗非常重要，应给予高热量、高蛋白质及富含维生素的食物，纠正水电解质紊乱及维持酸碱平衡，必要时少量多次输血。急性脓胸一般经胸腔穿刺和胸腔闭式引流多能取得较好的治疗结果。当脓胸转为慢性时，大多需要外科手术治疗。在全身治疗的基础上，尽可能通过外科的方法，除去引起慢性脓胸的因素，闭合脓腔、消除感染，并尽可能保留正常的肺功能。首先应进一步改进胸腔闭式引流术，充分排除脓液，然后根据病变情况，选择胸膜纤维板剥脱术或胸廓成形术。如果肺内病变严重，一般手术不能获得根治，可以选择胸膜全肺切除或肺叶切除术。对经久不愈的慢性脓胸的患者，尤其是体质及心肺功能较差的患者，或其他手术失败的患者可选用大网膜胸腔内移植术。

（四）恶性胸腔积液

目前，对于恶性胸腔积液的治疗最常用的方法是胸膜固定术，其他的方法有胸腔穿刺、胸腹腔分流术等。并非所有的恶性胸腔积液患者都需要施行胸膜固定术，少量未引起临床症状的胸腔积液无须治疗。对于部分引起临床症状的患者来说，胸腔穿刺即可起到治疗作用，临床上约 67% 的患者最终需要施行胸膜固定术。低 pH 与生存时间呈负相关，因此美国胸科学会与欧洲呼吸学会认为，对胸腔积液 pH>7.3 的患者施行胸膜固定术具有临床意义。在进行胸膜固定术前还需明确患肺能否完全复张，对于肺不能复张、脏层胸膜增厚、胸腔内有大量包裹性积液的患者，单纯施胸膜固定术效果较差。

1. 胸腔穿刺抽液

胸腔穿刺抽液是治疗恶性胸腔积液的最基本手段，对于预期生存期较短或不能耐受创伤性较大的治疗方案的患者，胸腔穿刺抽液可作为首选治疗方法。通过胸腔穿刺抽液可以改善患者胸闷、呼吸困难的症状，促使萎陷的肺组织复张。由于肺气肿、肺部肿瘤等原因，约 50% 的患者在胸腔穿刺后症状并不能得到改善。如果影像学资料可见肺组织萎陷，考虑肺组织不能复张，需重新设定诊疗方案；在诊疗过程中，如果患者胸闷、憋气的症状改善不明显，需考虑诊断的正确性以及下一步治疗方案。

2. 胸腹腔分流术

胸腹腔分流术将胸腔积液通过人工泵引流至腹腔，由于创伤较大，成功率相对较低，现已很少应用。主要适用于恶性胸腔积液伴肺不张的患者，化学性胸膜固定术后失败而不适合手术治疗的患者及乳糜胸患者。

3. 胸腔闭式引流术

胸腔闭式引流术通过胸腔闭式引流胸腔积液，改善患者的临床症状，是胸腔积液的标准治疗方法。对胸腔引流管的选择存在多样性，大部分医生治疗时选择 28~32 F 的胸腔引流管。有研究表明，直径小的胸引管（9~14 F）也可以达到较满意的引流效果。目前临床上常选择应用直径较细的深静脉导管进行闭式引流，具有创伤小、易固定、可随时向胸腔内注入药物等优点，尾端连接引流袋同样可以起到有效的引流作用。

4. 化学性胸膜固定术

化学性胸膜固定术通过药物或者其他化学物质使壁层胸膜产生无菌性炎性反应，导致胸膜纤维化，使脏壁层胸膜粘连，消灭胸膜腔。一般将化学性硬化药溶于 50~100 mL 生理盐水，通过胸腔闭式引流管注入胸腔内。将硬化药注入胸腔内后，将胸腔闭式引流管夹闭 1~4 小时。目前应用于胸膜固定的化学物质有很多种，如滑石粉混悬液、博来霉素、白介素、红霉素、顺铂、卡铂、激素等。很多医院对硬化药的选择取决于经验，目前常用的硬化药有滑石粉、四环素、博来霉素等，其中以滑石粉最为有效。以往认为滑石粉具有致癌性，然而目前的研究显示，滑石粉本身不具有致癌性，滑石粉中常含有石棉纤维，而石棉被公认为一种致癌物。滑石粉具有价格低廉、胸膜固定效果好等优点。

（五）胸腔镜手术

通过胸腔镜进行胸膜固定术是控制恶性胸腔积液的有效方法，用于经过肋间插管胸膜硬化治疗无效的难治性恶性胸腔积液。对患者一般状况要求较高，患者需能够耐受全身麻醉和单肺通气。手术时松解肺周围的粘连，以便尽可能促使肺膨胀；进行胸膜、肺组织的活检，然后施行化学性胸膜固定术、胸膜摩擦或胸膜切除术。

八、预后

对于全身性因素引起的漏出性胸腔积液，在原发疾病得到有效控制后，胸腔积液可获得缓解；除恶性以外的渗出性胸腔积液，如结核性胸腔积液、肺炎相关胸腔积液等，通常预后较好，经及时规范治疗可以痊愈，若治疗不当则易出现胸腔粘连、胸膜肥厚、纤维板形成等，导致限制性通气障碍，影响肺功能；恶性胸腔积液患者预后较差，其生存期取决于原发肿瘤的部位、病理类型、分化程度、转移方式和治疗效果以及患者的一般状况等。

（宁光耀）

第六章

食管疾病

第一节 先天性食管闭锁

先天性食管闭锁是一种严重的消化道发育畸形，它是在胚胎期发育异常而形成的食管隔断，与消化道不连通，婴儿在出生后常因不能进食和误吸入呼吸道而导致早期死亡。

一、病因

胚胎初期食管与气管均由原始前肠发生，两者共同组成一管。在 5~6 周时由中胚层生长一纵嵴，将食管与气管分隔，腹侧为气管，背侧为食管。食管经过一个实变阶段，由于管内上皮细胞繁殖增生，食管闭塞。之后管内出现空泡，互相融合，将食管再贯通成空心管。若胚胎在前 8 周内发育不正常，分隔、空化不全可引起不同类型的畸形。有学者认为，先天性食道闭锁与血管异常有关，前肠血流供应减少，可致闭锁。高龄产妇、低体重儿易发生，患者约 1/3 为早产儿。

二、分类

先天性食管闭锁及气管食管瘘的病理解剖分类法很多，目前公认的临床应用较广泛的是 Cross 分类法，将食管闭锁分为 5 型。

Ⅰ型：单纯食管闭锁，无气管食管瘘，食管近端及远端均为盲端，盲端间距较远。常伴胃小，出生后不充气，多见于男婴，占 4%~8%。

Ⅱ型：食管近端与气管有瘘形成，远端为盲端，占 0.5%～1%。

Ⅲ型：近端食管为盲端，其管壁肥厚且管腔扩大，远端食管在气管分叉或在其上方 0.5～1 cm 处，经气管后壁形成气管食管瘘。食管两端距离为 0.5～5 cm，若距离超过 2.0 cm 为ⅢA 型，若不超过 2.0 cm 为ⅢB 型，此型最常见，占 85%～90%。

Ⅳ型：食管闭锁，食管两端各有瘘管与气管相通，约占 1%。

Ⅴ型：无食管闭锁，但食管与气管有瘘形成，占 2%～5%。

三、病理生理

以临床上最常见的Ⅲ型食管闭锁为例，其病理生理变化如下。

（1）食管近端闭锁造成唾液吞咽困难，导致大量唾液积蓄，常可发生唾液误吸入肺，引起吸入性肺炎。

（2）食管闭锁及远端气管食管瘘，可造成气体进入消化道而引起胃肠胀气、腹压升高、膈肌上抬，引起呼吸困难。

（3）食管闭锁及远端气管食管瘘的患儿出生后，高浓度胃酸可经瘘管逆行，反流进入气管、支气管，引起严重的化学性肺炎。

（4）食管闭锁的患儿在胎儿期不能正常吞咽羊水，近端食管扩张肥厚压迫前方气管，并且由于气管食管瘘的存在，进入呼吸道的羊水很快进入胃肠道，造成呼吸道内羊水过少，失去了羊水对气管、支气管和肺泡的被动支持效应，使气管软骨发育障碍，软骨数量相对减少，肺泡的发育也受到影响。

以上的病理生理变化，造成了患儿出生早期即发生严重的化学性和细菌性肺炎，从而迅速继发呼吸衰竭而造成死亡。

四、临床表现

（一）症状

出生后短期内出现口吐泡沫，典型的症状是第一次喂养时，婴儿进食一两口后就开始咳嗽、呛咳，随即奶汁从鼻孔和口腔溢出，同时出现呼吸困难、面色青紫。此时应立即用吸管吸尽口腔分泌物，婴儿情况又趋于正常，以后每次喂奶时均出现同样的症状即应考虑有食管闭锁的可能。

（二）体征

体格检查时往往发现腹部显著膨胀，叩诊呈鼓音，这是由于大量气体从气管通过瘘管进入胃肠道（第Ⅲ型及Ⅳ型）。患儿膈肌升高，呼吸困难加重。但在Ⅰ、Ⅱ型中，由于下端食管同气管之间没有瘘管，患儿不能吞咽气体，因此胃肠内无气体，腹部即呈平坦状。此外，体格检查时，应注意合并畸形的存在。

五、诊断

（一）病史

母亲有羊水过多史，由于食管闭锁的胎儿不能正常吞咽羊水，羊水的循环受到障碍，因此单纯食管闭锁无瘘管者，约85%的孕妇发生羊水过多；有远端瘘管者，约30%的孕妇有羊水过多。

（二）影像学表现

X线是最简单的诊断方法，从鼻腔或口腔插入8号不透X线的胃管，在10~12 cm处受阻，继续插入则见管端自咽部返回口内，反复两次有此现象，再将胃管向外拔出2~3 cm，指胸腹正位或右前斜位片，即可明确诊断。通常无须造影检查，如果插管不能确诊，可用少量30%泛影葡胺注入近端食管造影，检查其盲端位置及有无瘘管，一般不用钡剂造影，因钡剂误吸入肺后很危险。

拍片时应包括颈、胸、腹的直立位及侧位X线摄片以鉴别食管闭锁的类型。Ⅰ型食管上、下段为盲袋，胃肠内无气体；Ⅱ型食管上盲端有造影剂流入气管内，胃肠无气体；Ⅲ型食管上段为盲囊，胃肠充气；Ⅳ、Ⅴ型中食管上盲端有造影剂流入气管内，同时胃肠内充气。H型气管食管瘘诊断最为困难，患儿可出现反复呼吸道感染、肺炎、肺不张。可用内镜直接观测到瘘管定位的方法确诊，也可用钡胶浆做X线检查的方式确诊。瘘口较小时，可在患儿平卧位、腹部加压下拍片。

六、鉴别诊断

伴有或不伴有发绀的先天性心脏病，主动脉弓畸形，所有引起新生儿呼吸窘迫综合征的病变，喉食管裂畸形，神经性吞咽困难，胃食管反流等。

七、治疗

必须明确先天性食管闭锁是危及生命的严重畸形，应早期手术治疗。1670年，Durston 首次描述了先天性食管闭锁，当时人们只注意食管发育异常的胚胎学和病理学，直至 1869 年 Holmes 才开始试验性治疗。由认识到首次矫治成功经历了约 250 年，即 1939 年美国 Ladd 和 Leven 分别发表了 2 例经前胸皮管成形术重建食管的分期治疗的成功报告。嗣后 Haight 为食管闭锁患儿成功地完成了一期食管吻合术，从此为外科学治疗这种先天性畸形确立了信心。

（一）术前准备

凡疑及本症者，应禁食、吸痰或黏液、给氧、保温、保湿、纠正脱水，以及应用血液制品和抗生素等。一般情况的改善，有利于手术及其预后。病情严重的指征有：低体重儿，伴严重畸形，合并严重肺炎，食管上下端间距过大或食管下端异常细小，手术时发现食管组织异常脆弱或血运欠佳等。这时可进行缓期或分期手术，存活率将有明显提高。术前亟须解决的关键问题是肺炎，它是咽部积存物吸入和胃液反流入气管支气管树的结果。术前患者应始终保持于垂直位即采用半坐位。Bar-Maor 认为术前静脉使用西咪替丁可降低反流胃液的酸度，并认为可持续用至吻合口愈合为止。术前尽量不用人工呼吸机，因可造成气体经瘘管进入胃肠道，发生腹胀、横膈上升甚至胃穿孔。但有学者主张用气囊管堵塞瘘口以防止上述并发症。另外，有学者采用气管插管加单次硬膜外麻醉，结果镇痛可靠，肌松效果好，术中呼吸易管理，术后呼吸道分泌物少，便于术中操作和术后护理。Louhimol 和 Templeton 则认为应用呼吸器及持续气道内加压通气（CPAP）为主的综合治疗，肺部并发症不再是食管闭锁的主要死亡原因。

（二）手术治疗

通常采用右胸侧后切口。切除第 4 或第 5 肋骨经肋床进胸或经第 4 肋间切口进胸。在胸膜外或切开胸膜在胸腔内切断结扎奇静脉。游离下段食管，绕置以细带便于牵拉时在气管后壁显露气管食管瘘。在距离气管后壁约 3 mm 处切断瘘管，用 5-0 缝线 3~4 针间断横向缝合气管后壁切口，再用邻近胸膜覆盖。

保留短段瘘管组织可防止缝合气管食管瘘时气管腔产生狭窄。游离下段食管时操作应轻柔，游离的范围亦不宜过长，以免影响下段食管的血液供应。上段食管血供较为丰富，宜充分游离以获得足够长度与下段食管做吻合术并减少吻合口张力。术前于上段食管内放置一根导管，有助于识别和游离上段食管。明确上、下段食管的长度足以施行对端吻合术后，切除下段食管盲端的顶尖部，显露食管腔，在上段食管壁的下切端用钝法将肌层向上方剥离 6~8 mm。然后将上段食管壁的黏膜层与下段食管壁的全层做对端吻合术。先在吻合口两端各放置一针牵引缝线，然后间断缝合吻合口的后壁和前壁，再将上段食管壁的肌层向下牵引缝合于下段食管壁上以覆盖吻合口。

也可不剥离上段食管壁的肌层。用上、下段食管壁的全层做吻合术。吻合口前壁全部缝合之前将术前经鼻或口腔预置的细导管通过吻合口置放入胃内，用作术后减压和喂食，亦可另做胃造瘘术供术后喂饲食物之用。在胸膜外或胸膜腔内放置引流管。待术后 1 周左右经食管 X 线检查证实吻合口已愈合后再拔除引流管。此后即可经口进食。术后 3 周可开始做食管吻合口扩张术。

体重不及 2 kg 的早产儿，一般情况欠佳或并有其他器官严重先天性畸形的患者，须分期施行矫治术。第一期手术时切断、缝合气管食管瘘，另经腹部切口做胃造瘘术以供应营养。于上段食管内放入导管做持续负压吸引或做颈段食管造瘘术，以防止发生吸入性肺炎。数周后，待体重增加到 3 kg 左右再施行第二期手术对端吻合上、下段食管。

食管上、下段均为盲端，没有气管食管瘘的患者，食管长度往往不足以做对端吻合术。此型先天性食管闭锁亦须分期手术治疗。第一期手术将近段食管经颈部切口引出，切开近段食管盲端，引流唾液，防止溢流入呼吸道，另经腹部切口做胃造瘘术以供饲食。待儿童长到 3~4 岁时再做二期结肠代食管术。

加强监护对提高疗效至关重要。注意保温、保湿、防止感染，合理应用抗生素和治疗并发症（如硬肿症）等。

严格呼吸管理是手术最终成功的关键。细致入微的护理，定期血气分析，恰当地使用呼吸治疗方法（给氧、雾化、加温湿化、呼吸机的应用等）。北京儿童医院在加强呼吸管理等综合措施后患儿存活率达 65%，而其前总治愈率仅为 25%。全胃肠外营养（TPN）的推广应用，提高了本症的治愈率。静脉输液量应偏少，每日 50~70 mL。

（王希龙）

第二节　反流性食管炎

胃食管反流性疾病（GERD）在人群中并不少见，据报道，大约有 50% 的人曾有胃灼热感、胸骨后疼痛和剑突下不适感。随着生活水平的提高、饮食结构的改变、肥胖人群的增加，近年来我国本病的发病率也逐年上升，但普遍重视不够，大部分患者没有正规就诊或服药。除了影响生活质量外，胃食管反流可以引起食管鳞状上皮的组织学改变，如食管炎和 Barrett 食管（又称为巴雷特食管），而肠上皮化生是食管腺癌的主要高危因素，被视为癌前病变。

一、病因

24 小时食管 pH 监测发现，正常人群均有胃食管反流（GER）现象，但无任何临床症状，故称为生理性 GER。其特点为常发生在白天而夜间罕见，餐时或餐后反流较多，反流总时间每 24 小时小于 1 小时。在下列情况下，生理性 GER 可转变为病理性 GER，甚至发展为反流性食管炎。

（一）食管胃连接处解剖和生理抗反流屏障的破坏

食管胃连接处抗反流屏障又称第一抗反流屏幕，其中最重要的结构是食管下括约肌（LES）。LES 是在食管与胃交界线之上 3~5 cm 的高压区。该处静息压为 2.0~4.0 kPa（15~30 mmHg），构成一个压力屏障，起着防止胃内容物反流入食管的生理作用。正常人腹内压升高能通过迷走神经而引起 LES 收缩反射，使 LES 压成倍升高以防 GER。LES 压过低和腹内压升高时不能引起有力的 LES 收缩反应者，则可导致 GER。研究表明，LES 压小于 0.8 kPa 时，很容易发生反流，有 17%~39% 的反流性食管炎患者的 GER 与此有关。抗胆碱药、β 受体阻滞剂；拟肾上腺素剂、α 受体阻滞剂；肾上腺素受体拮抗药、多巴胺、安定、钙拮抗药、吗啡及脂肪、乙醇、咖啡因和吸烟等药物及非药物因素均可影响 LES 功能，诱发 GER。此外，妊娠期、口服含黄体酮避孕药期和月经周期后期，血浆黄体酮水平提高，GER 的发生率也相应提高。

（二）食管酸廓清功能的障碍

正常食管酸廓清功能包括食管排空和唾液中和两部分。当酸性胃内容物反流时，只需 1~2 次（10~15 秒）食管继发性蠕动即可排空几乎所有的反流物。残留于食管黏膜陷窝内的少量酸液则可被唾液（正常人每小时有 1 000~1 500 mL，pH 为 6.0~8.0 的唾液经食管入胃）中和。食管酸廓清的功能在于减少食管黏膜浸泡于胃酸中的时限，故有防止反流性食管炎的作用。研究发现，大多数食管排空异常早发于食管炎，因唾液分泌减少而发生食管炎者则罕见。夜间睡眠时唾液分泌几乎停止，食管继发性蠕动也罕有发生，夜间的食管酸廓清功能明显延迟，故夜间 GER 的危害更为严重。

（三）食管黏膜抗反流屏障功能的损害

食管黏膜抗反流的屏障功能由下列因素组成：①上皮前因素包括黏液层，黏膜表面的 HCO_3^- 浓度；②上皮因素包括上皮细胞膜和细胞间的连接结构，以及上皮运输、细胞内缓冲液、细胞代谢等功能；③上皮后因素系指组织的内基础酸状态和血供情况。当上述防御屏障受损时，即使在正常反流情况下，也可导致食管炎。研究发现，食管上皮细胞增生和修复能力削弱是反流性食管炎产生的重要原因。

（四）胃十二指肠功能失常

1. 胃排空异常

在反流性食管炎患者中，胃排空延迟的发生率在 40% 以上，但两者的因果关系尚有争论。

2. 胃十二指肠反流

在正常情况下，食管鳞状上皮细胞有角化表层，可以防止 H^+ 渗入黏膜，以保护食管黏膜面免受酸性反流物的损伤。当幽门括约肌张力和 LES 压同时低下时，胃液中的盐酸和胃蛋白酶，十二指肠液中的胆酸、胰液和溶血性卵磷脂等均可同时反流入食管，侵蚀食管上皮细胞的角化层，并使之变薄或脱落。反流物中的 H^+ 及胃蛋白酶则透过新生的鳞状上皮细胞层而深入食管组织，引起食管炎。

（五）裂孔疝

裂孔疝常见的是滑动疝。食管胃接合部随胃体向上移位进入胸腔。胃体的上升使膈脚分开，裂孔扩大。疝囊较小时，随体位、用力及咳嗽而上下滑动。疝囊增大后不再滑动，改变了裂孔附近的正常解剖关系，造成食管胃接合部闭合不全。胃的疝入使食管进入食管胃角消失，膈食管膜被拉长，变薄，腹段食管上移，使接合部的闭合功能进一步恶化。裂孔疝的患者中50%以上发生反流性食管炎。

（六）外科手术后

扰乱食管裂孔正常解剖关系及影响食管胃接合部功能的手术均可在手术后发生反流性食管炎，如迷走神经切断术、食管下段肌层切开术、胃大部切除术等。术后长期插胃管，可使贲门不能完全关闭而引起食管炎，但病因解除后可以恢复。

（七）妊娠呕吐

因妊娠增强了腹内压力而发生的裂孔疝可以引起反流性食管炎，但分娩后可以恢复，无须任何治疗。呕吐及长期呃逆也可使贲门口经常开放而发生反流性食管炎，去除病因后可以恢复正常。

（八）其他疾病

新生儿及婴幼儿在发育过程中，因有食管下括约肌功能不良而发生反流，随幼儿发育，大部分可减轻。尚有原发性食管下括约肌功能不良使之关闭不全，及因器质性疾病如食管下段及贲门部肿瘤、硬皮病和各种造成幽门梗阻的疾病，均能引起反流性食管炎。

因此，反流性食管炎通常是反流的胆汁和胃酸共同作用于食管黏膜的结果，而在胆汁引起食管损伤前，必先存在幽门和LES功能失调；反流性食管炎者多伴有胃炎。滑动型食管裂孔疝因常致LES和幽门功能失调而易并发本病；十二指肠溃疡多伴有高胃酸分泌而易致胃窦痉挛与幽门功能障碍，故并发本病也较多。肥胖、大量腹水、妊娠后期、胃内压升高等因素均可诱发本病。

二、发病机制

正常生理情况下管状食管进入胃囊斜向右侧成一角度称为 His 角，将胃底推向食管起到活瓣作用，机械地防止胃食管的反流。贲门部食管入口处的黏膜聚拢多及食管下的高压区，亦均为防止反流的重要因素。这些正常解剖关系均起着防止胃食管反流的作用。如果破坏了防止胃食管反流机制，食管胃接合部闭合不全就会导致频繁反流。

三、临床表现

（一）胸骨后烧灼感或疼痛

胸骨后烧灼感或疼痛为本病的主要症状。根据迷走神经的分布，有时可放射至颈部、腭部或耳部。常见的是放射到背部两侧肩胛间。烧灼感可经饮水或服制酸药或含糖块刺激唾液分泌及食管原发蠕动而得到缓解。尤其在进食某些辛辣食物后最易发生，弯腰、用力或平卧时均可引起，直立位减轻症状，这是因为采取直立姿势走动促进了食管清除。体位性烧灼痛加重，高度提示为反流所致。胃酸缺乏者，烧灼感主要由胆汁反流所致，则服制酸药的效果不显著。烧灼感的严重程度不一定与病变的轻重一致。严重食管炎尤其在瘢痕形成者，可无或仅有轻微烧灼感。

（二）胃、食管反流

餐后、躺体前屈或夜间卧床睡觉时，有酸性液体或食物从胃、食管反流至咽部或口腔。此症状多在胸骨后烧灼感或烧灼痛发生前出现。

（三）吞咽疼痛

因食物团刺激发生炎症的食管或食管痉挛引起。痉挛性疼痛与烧心的分布和放射部位相同。食团在食管炎区及部分狭窄或运动功能不协调区使食管急性扩张，发生第三收缩或痉挛。患者可感到食物或液体在食管上方停顿，要等待食团向下行或饮水冲下，食团停顿上方的扩张食管可产生十分严重的疼痛。痉挛性疼痛也可由反流引起。

（四）咽下困难

初期常可因食管炎引起继发性食管痉挛而出现间歇性咽下困难。后期则可由于食管瘢痕形成狭窄，烧灼感和烧灼痛逐渐减轻而被永久性咽下困难替代，进食固体食物时可在剑突处引起堵塞感或疼痛。

（五）反胃

胃酸或胆汁反流进入口腔后壁说明胃食管有反流。胃内容物可被吐出或咽下，在咽和口腔内留有一种酸味或苦味，造成口臭或味觉损害，受慢性刺激的口唇可能有烧灼感。进食、用力或体位改变后均可发生反胃。常伴有胃肠胀气、呃逆。夜间反流还可引起咳嗽、吸入性肺炎或窒息。

（六）出血及贫血

严重食管炎者可出现食管黏膜糜烂而致出血，多为慢性少量出血。长期或大量出血均可导致缺铁性贫血。

（七）其他症状

反流物通过环咽括约肌进入咽喉，可造成喉、气管误吸，发生炎性声带息肉，易感患者易激发哮喘。弥散性食管炎或侵入性溃疡可发生吐血，慢性失血。少数穿透性溃疡可发生食管穿孔。

四、诊断

（一）内镜检查

内镜检查是诊断反流性食管炎最准确的方法，根据内镜下所见食管黏膜的损害程度进行反流性食管炎分级，有利于病情判断及指导治疗。目前多采用洛杉矶分级法。

1. 正常

食管黏膜没有破损。

2. A 级

1 个或 1 个以上的食管黏膜破损，长径小于 5 mm。

3. B 级

1 个或 1 个以上的食管黏膜破损，长径大于 5 mm，但没有融合性病变。

4. C 级

黏膜破损有融合，但小于 75% 的食管周径。

5. D 级

黏膜破损融合，至少达到 75%的食管周径。

（二）24 小时食管内 pH 测定

用便携 pH 记录仪对患者进行 24 小时食管下段腔内 pH 连续监测，可确定有无反流，还可了解反流程度，了解反流与体位、进餐和疼痛的关系。pH<4.0 提示有胃食管反流。该项检查是诊断胃食管反流病最重要的方法。

（三）食管吞钡 X 线检查

食管吞钡 X 线检查对诊断反流性食管炎敏感性不高，对不愿接受或不能耐受内镜检查者进行该检查，其目的主要是排除食管癌等其他食管疾病。严重反流性食管炎可发现阳性 X 线征。

（四）食管滴酸试验

通过使食管黏膜酸化来诱发患者的烧心、胸痛症状，以确定症状是否与酸敏感有关。

（五）胆汁监测

对于抑酸治疗无效疑有胆汁反流的 GERD 患者可通过特制光纤探头连续动态监测食管胆红素浓度的变化。注意检查期间禁食吸收光谱与胆红素相近的食物，如番茄、胡萝卜等。

（六）食管测压

可测定 LES 的长度和部位、LES 压、LES 松弛压、食管体部压力及食管上括约肌压力等。LES 静息压为 10~30 mmHg，如果 LES 压低于 6 mmHg 易导致反流。当胃食管反流病内科治疗效果不好时可作为辅助性诊断方法。

五、鉴别诊断

（1）烧心的患者在 PPI 试验性治疗无效时多考虑功能性烧心或非酸反流。

（2）以胸痛为主要症状的应与冠心病相鉴别。

（3）吞咽困难应考虑是否有食管运动紊乱、食管癌、贲门失弛缓症、嗜酸性粒细胞性食管炎等。

（4）内镜下食管下段炎症和溃疡须与真菌感染、药物、克罗恩病、结核或白塞综合征等所致者相鉴别。

（5）症状不典型的患者应排除原发性咽喉或肺部疾病。

六、治疗

（一）一般治疗

改变生活方式与饮食习惯，包括：抬高床头 10~20 cm；避免餐后平卧和睡前 2~3 小时内进食；避免进食辛辣刺激性食物，应以低脂、高蛋白和高纤维素饮食为主；避免使用能降低 LES 压力的药物，如抗胆碱药、钙拮抗药和多巴胺受体激动药等；戒烟酒。

（二）药物治疗

1. 促胃肠动力药

促胃肠动力药，如多潘立酮、莫沙必利和伊托必利等，这类药物可能通过增强 LES 压力、改善食管蠕动功能、促进胃排空，减少胃内容物食管反流及减少其在食管的暴露时间。这类药物疗效有限且不确定，因此只适用于轻症患者，或作为与抑酸药合用的辅助治疗。

2. 抑酸药

目前常用的抑制胃酸分泌药有 H_2 受体拮抗药（H_2RA）和质子泵抑制药（PPI）两大类。其主要作用是抑制胃酸分泌，减少酸性反流物对食管黏膜的损害。常用的 H_2RA 有西咪替丁、雷尼替丁、法莫替丁、尼扎替丁等。目前用于临床的 PPI 有奥美拉唑、兰索拉唑、泮托拉唑等。上述两类药物均可按治疗消化性溃疡的常规用量给药，疗程一般为 8~12 周，对个别疗效不佳者可与促胃动力药联合应用。

3. 抗酸药

抗酸药仅用于症状轻、间歇发作的患者，用于临时缓解症状用。抑酸治疗是目前治疗本病的主要措施，对初次接受治疗的患者或有食管炎的患者宜以 PPI 治疗，以求迅速控制症状、治愈食管炎。

（三）手术治疗

在 20 世纪 50—60 年代，西方的外科医生发明了各种抗反流的手术方式，并且在不断改良中沿用至今，主要包括 Belsey Mark Ⅳ 手术、Nissen 手术、Collis 手术、Hill 手术、Toupet 手术和 Dor 手术。其中，Nissen 术式是 360°胃底折叠，也是目前应用最为广泛的抗反流术式，效果良好。Collis 术式是胃成形治疗短食管的手术，其他术式均是部分胃底折叠术式。

1. 抗反流手术指征

（1）重度反流的患者。

（2）经正规药物治疗效果不明显者。

（3）存在解剖结构异常如合并食管裂孔疝者。

（4）已经存在严重食管炎或巴雷特食管者。

（5）存在短食管者。

（6）存在不典型症状者或产生并发症者。

2. 抗反流手术原则

（1）重建 LES 功能。

（2）关闭松弛的膈脚。

（3）保证腹段食管长度。

术中应注意保护迷走神经。胃底折叠不能过长或过紧，尤其对于存在食管收缩障碍的患者。

3. 抗反流术式

（1）Belsey Mark Ⅳ 手术：尽管目前大多数患者可以用腹腔镜手术来完成抗反流，但仍有部分患者只适合接受经胸的开放手术，如非常肥胖的患者、既往有过腹腔手术史的患者、多次腹腔抗反流手术后复发的患者或者巨大的Ⅳ型食管裂孔疝的患者，均是该术式的适应证。

手术的目的是回纳 4~5 cm 长的无张力食管进入腹腔，并做胃底折叠抗反流术。手术分成 4 个步骤：①暴露；②游离；③加强膈脚；④胃底折叠。

一般选取左侧第 6~7 肋间进胸，游离下肺韧带，游离下段食管至下肺静脉水平。切开膈食管筋膜，向上牵拉食管可见腹膜反折，剪开疝囊，可进入腹膜腔。在贲门右侧可见胃左动脉和膈下动脉的交通支，离断该动脉后方可完全游离贲门。在游离过程中，注意保护迷走神经。在准备修补前，彻底清除食管胃连接部的脂肪垫，这样才能保证胃底折叠的确切性。必要时可以离断 1~2 支胃短动脉（图6-1）。

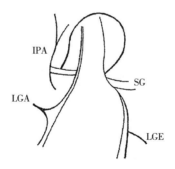

LGA—胃左动脉；SG—胃短血管；IPA—膈下动脉；LGE—胃网膜左动脉。

图6-1　胃底血管

1-0 缝线缝合食管后方的膈脚 3~5 针，暂时不打结，然后开始部分折叠手术。在食管胃连接部上下各约 2 cm 处，迷走神经前方，以 2-0 不可吸收线做水平褥式缝合，进针深度以不累及黏膜下组织为宜，折叠 240°~270°，约 3 针，进针长度约 0.5 cm，打结时注意勿撕脱（图6-2）。第二层同样是 3 针，在第一层缝线打结处上下 1.5~2 cm 处，以膈脚—胃底—食管—食管—胃底—膈脚的次序再次做水平褥式缝合，并打结。最后将留置的膈脚缝线依次打结。

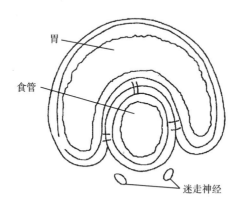

图6-2　胃底包绕食管

（2）Nissen 手术：目前 Nissen 术式是应用最广泛的抗反流术式，学习相对简单，操作方便，易于推广。而且抗反流效果理想，复发少。缺点也显而易见，因为是360°全周折叠，所以会导致腹胀、打嗝困难，甚至吞咽梗阻等，尤其对于食管运动功能减退的患者，症状尤为明显。

Nissen手术可以经胸也可以经腹，经胸创伤大、对呼吸影响大、疼痛严重，故近年很少有单位广泛开展，而经腹开放手术也逐渐被腹腔镜手术取代，此处以腹腔镜下Nissen手术为例介绍该术式过程。

不同的外科医生操作习惯也不尽相同，此处仅介绍我们的经验。患者体位为截石位，略头高脚低，使腹腔脏器尽可能下垂。主刀医生站在患者双腿之间，助手可坐于患者左侧。可以用气腹针建立气腹，也可以做小切口后置入套管再建立气腹。一般观察孔建于剑突下15 cm处或脐上缘，置入10 mm套管，左右主操作孔建于肋缘下距离剑突10~15 cm处，左手侧5 mm套管，右手侧10 mm，右主操作孔右下方置入5 mm套管作为辅助操作孔。肝脏拉钩可以选择经患者右侧肋弓或经剑突下，如有自动拉钩则可减少一名助手。

手术原则：①必须保证腹段食管的长度在2.5~3 cm且无张力；②关闭膈肌裂孔时要牢固且无张力；③一般建议离断2~3支胃短血管以保证折叠胃没有张力，但也有学者认为离断胃短血管并没有必要；④在做折叠时需要在食管内置入56~60 Fr的探条并插过食管胃连接部，以防止折叠过紧。

手术过程：首先打开小网膜囊，有外科医生建议在此过程中保留副肝动脉和迷走神经肝支。此时可见右侧膈脚，以无损伤钳和电钩或超声刀解剖该膈脚，助手用无损伤钳将胃向患者左下方牵拉。在完全暴露并游离右侧膈脚后，可以经食管后方继续向左游离左侧膈脚。继而清晰地暴露食管裂孔。沿该裂孔下纵隔内解剖食管，以保证有足够长的腹段食管，在解剖过程中须注意勿损伤纵隔胸膜，否则造成的气胸可能影响气腹的效果，并可能影响静脉回流。

在将膈脚和裂孔周围解剖清晰后，沿His角向大弯侧游离胃，一般要求游离至少10 cm的胃底。主刀医生将胃底向内下牵拉，助手轻轻牵拉胃脾韧带，用超声刀离断胃短血管（图6-3）。然后请麻醉师插入探条，在探条的引导下，将食管向左上牵拉，以1-0的不可吸收线缝合膈脚2~4针（图6-4），有医生建议带补片缝合后打结效果会更确切，无论如何，该步骤是本手术的要点之一。之后主刀医生右手执无损伤钳将胃底经过膈脚前方、食管后方向患者右侧送，左手同样以无损伤钳衔接（图6-5），慢慢将胃底经食管右侧绕于前壁，与原先

留在食管左侧的胃底用 2-0 不可吸收线间断缝合，针距约 1 cm，但至少保证
2 cm长度的胃底覆盖于腹段食管周围。缝合时注意勿全层缝合，同时注意勿缝
到迷走神经（图 6-6）。

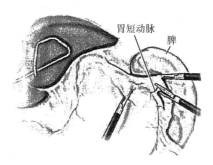

图 6-3　腹腔镜下游离并切断胃短脉

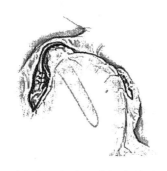

**图 6-4　请麻醉师插入探条，在探条的引导下，将食管
向左上牵拉，以 1-0 的不可吸收线缝合膈脚 2~4 针**

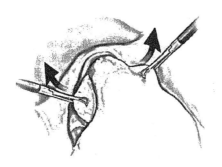

图 6-5　将左右胃底折叠向上

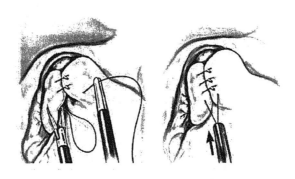

图6-6　缝合左右胃底

（3）Hill修补手术：在当前所有的标准的抗反流术式中，Hill修补手术是唯一一个不靠胃来重建LES，仅靠加固食管胃连接部、加强固定后壁来重建His角并抵御腹腔压力的手术。

手术可以开腹完成也可以在腹腔镜下完成。前期切开膈食管膜、游离膈脚和食管裂孔并关闭裂孔缺损的方法与其他手术相同，不同的是不再需要游离胃底来做折叠。传统的Hill手术需要解剖腹腔干，在腹腔干上方找到弓状韧带（图6-7），用左手中指从裂孔远端沿主动脉前方向下，将弓状韧带垫起，用Babcock钳夹住弓状韧带（这样不会误夹主动脉），将膈食管膜前缘和后缘连同弓状韧带一起缝合，以加固食管胃连接部后壁。因为这样的操作对于低年资医生太过复杂，所以导致Hill手术推广困难，Vansant于1976年改良了该术式，仅需要将重建的食管连接部固定于已经加固的膈脚即可。

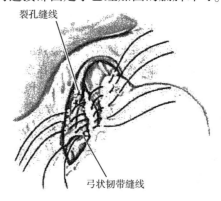

图6-7　食管裂孔周围解剖

在 Hill 手术中，如果腹腔食管较短，则需要在纵隔内尽可能多地游离食管，至少 8 cm，以保证裂孔缝线 3~4 cm 无张力的腹段食管。膈脚可以先用 1-0 不可吸收线 8 字缝合 2 针，然后从膈食管膜前缘最远端（近食管处）—膈食管膜后缘最远端（近食管处）—已加固的膈脚依次向小弯侧间断缝合并打结，共缝合 5 针，建议用 5-0 不可吸收线缝合（图 6-8）。在术中置入 43 Fr 探条做引导，并置入测压管以保证在完成固定后 LES 压力在 25 ~35 mmHg。

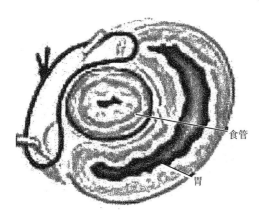

图 6-8 缝合食管裂孔

（4）Toupet 和 Dor 手术：Toupet 和 Dor 手术均是部分胃底折叠术。相同点：①重建腹段食管；②均加固了 His 角；③均将胃与右侧膈脚缝合固定。不同点：Toupet 手术是胃底食管后壁折叠，Dor 手术则是胃底食管前壁折叠。

在手术过程中，两者相同的步骤是：①切开小网膜；②解剖食管裂孔和膈脚；③游离胃食管连接部；④必要时离断部分胃短血管，使胃底充分游离；⑤在 52 Fr 探条引导下缝缩食管裂孔；⑥将 His 角的两边（胃底右侧和食管左壁）4 针间断缝合固定。

不同的步骤以下分别讨论。Toupet 手术类似 Nissen 手术，将胃底从食管后方用无损伤钳或 Babcock 钳送食管右侧，与 Nissen 手术不同的是不需要盖到腹段食管前壁，只需要拉到右侧膈脚处即可。然后将胃与右侧膈脚缝合固定 2 针，最后将食管右侧的胃底与食管右壁缝合固定 4 针（图 6-9、图 6-10）。

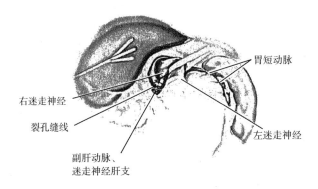

图 6-9　将食管右侧的胃底与食管右壁缝合固定

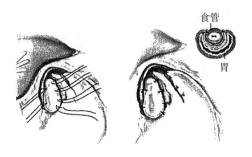

图 6-10　将胃底与食管下段缝合固定

（四）并发症的治疗

1. 食管缩窄胃食管反流病

并发食管瘢痕性缩窄可进行内镜直视下食管扩张术治疗，术后须 PPI 维持治疗，防止再缩窄。少数严重缩窄者须手术治疗。

2. 巴雷特食管

巴雷特食管常发生在严重食管炎的基础上，因此应采取积极有效的方法治疗胃食管反流病，防止巴雷特食管的发生和发展。治疗措施包括：①PPI 治疗及长期维持治疗；②有指征者应进行手术治疗；③内镜下清除巴雷特食管疗法，通常采用内镜下激光和多极电凝疗法；④伴重度异型增生或早期食管癌者应及时手术切除。

（梁丽明）

第三节　食管异物

食管异物为食管的常见疾病，属耳鼻喉科急诊之一，但有时需要胸外科协同诊治。由于咽肌的力量强大，能够把较大的和不规则的物体送入食管，食管上段的肌肉力量较弱，而且存在几处生理性狭窄，因此容易发生咽入物体的嵌顿。任何能够梗于食管内的物体均可称为食管异物。大约70%的异物位于食管入口处，多见于环咽肌下方，其次为主动脉弓处及食管下部与胃的连接处。异物引起食管损伤以食管破裂、穿孔为主，如果不及时处理，几乎毫无例外地发生急性纵隔炎、食管胸膜瘘甚至主动脉破裂大出血，并可能致死。

一、病因

食管异物多发于小儿及老年人或食管手术后。小儿臼齿发育不全，咳嗽反射迟钝，喜将物品含于口中而误吞下或容易将未咀嚼的食物囫囵吞下，而老年人牙齿缺如，口腔感觉及反应能力差，易将义齿等吞下。睡眠、昏迷、醉酒或全身麻醉时容易将口内异物吞下。习惯于狼吞虎咽的人，喜吃鱼类、家禽的人，患食管狭窄及食管运动功能障碍的人，精神失常及有自杀倾向的人均易发生食管异物。此外，外形光滑圆润的异物，也容易坠入食管。

二、发病机制

食管异物的病理改变及临床转归，与异物大小、形态、嵌留时间及食管病变有关。表面光滑的异物，除体积太大或食管有原发病变外，易于下移进入胃肠道。锐性异物如骨片、金属片、铁钉等，在咽下过程中往往造成食管壁擦伤甚至裂伤。异物滞留于食管腔内时，易造成管腔严重梗阻，食管黏膜不同程度的充血、水肿、炎症。轻度炎症在去除异物后可自行消退，若异物长时间嵌留，可因炎症及压迫产生食管壁坏死穿孔。小的食管穿孔可造成局部食管周围炎或局限性食管周围脓肿，经食管穿孔处向腔内引流，病情得以缓解。假如穿孔大或感染严重，将造成颈部或纵隔的严重感染，沿组织间隙扩散，形成脓肿，穿破胸膜，形成脓气胸，表现呼吸困难及全身中毒感染症状，感染也可侵及邻近器官，形成食管气管瘘、食管支气管瘘、支气管扩张、肺脓肿等。食管壁的广泛损伤及穿孔，愈合之后可形成瘢痕狭窄及狭窄上端食管扩大。

三、临床表现

(一) 疼痛

由于异物对食管壁的擦伤和刺伤，患者常有隐痛或刺痛，疼痛在吞咽时加剧，并可向胸骨上窝、胸骨后或背部放射，颈部活动或体位改变时，疼痛症状加重。一般颈段食管异物疼痛症状明显，并常有颈部压痛，胸段食管异物疼痛较轻。

(二) 吞咽困难

因异物导致食管腔机械性梗阻及炎症、水肿、食管痉挛，发生吞咽困难，严重者滴水难咽。常伴呕吐，可致脱水、酸中毒。

(三) 分泌物增多

多见于儿童，疼痛及食管梗阻为唾液腺分泌增多的主要原因。小儿除流涎外，还有哭闹不止，拒绝吃奶；成人检查时见梨状窝大量唾液或脓性分泌物潴留。

(四) 呼吸道症状

食管异物出现呼吸道症状有以下 4 个方面原因：①误吸；②气管受压迫；③炎症反应所致喉头水肿；④食管气管瘘。症状包括咳嗽、气急、发绀、声音嘶哑，多见于异物较大且嵌于环咽肌外，小儿表现尤为明显。

(五) 呕血

异物造成食管黏膜损伤，出血量一般较小，经常是咽下而不被发现的，或仅在呕吐物中带少量血液。

(六) 长期无症状

约占食管异物的 10%。

(七) 食管穿孔症状

食管异物可以穿透食管壁，破入纵隔、颈部、胸膜腔、心包腔、大动脉导致化脓性炎症、脓肿、脓气胸、心脏压塞、大出血等。

四、诊断

（一）病史

须明确患者有无误吞异物史。

（二）体格检查

1. 一般情况

注意患者生命体征，包括体温、血压、呼吸、脉搏等，判断是否呼吸困难。

2. 局部检查

（1）颈部检查：食管上段异物可有梨状窝异物突出，积液或咽后壁肿胀在胸锁乳突肌前缘向内侧压迫食管时有刺痛，或移动气管有疼痛，此对尖形刺激性异物有诊断意义。

（2）皮下气肿：若出现皮下气肿，可能有食管穿孔；并发纵隔脓肿、心包积液时叩诊心界增宽；心包积液者不能平卧，心音遥远低钝。

（3）饮水试验：叮嘱患者饮水，若面部出现痛苦表情或不敢下咽，则有诊断意义。提示尖形异物嵌于颈部食管。怀疑食管穿孔者不宜采用此法。

（三）辅助检查

1. 实验室检查

87%以上的患者有白细胞计数升高。

2. 间接喉镜检查

用间接喉镜检查下咽部，如发现梨状窝有唾液存留，则需要进行进一步检查。

3. X线检查

对不透射线异物可立即诊断。对透射线异物须咽下混有棉丝的硫酸钡检查。对疑有食管穿孔者忌用钡剂造影，可改用少量碘油造影。颈部穿孔可以发现颈部筋膜平面含有气体，气管移位，食管后间隙增宽，正常的颈椎生理弯曲消失。有些患者可以在食管后间隙发现有气液平面，颈部或纵隔气肿以及气胸、气腹。胸部食管穿孔时发现纵隔影增宽，纵隔内有气体或气液平面，胸腔内有气液平面。腹部食管穿孔时可发现膈下游离气体。用普通 X 线检查，约有 12%~33% 的患者不能显示这些提示食管穿孔的 X 线征象并受穿孔后时间的影响。

4. 食管造影

许多患者就诊时不具有典型症状，而表现为严重的呼吸困难、低血压、败血症、休克、昏迷，或是模糊不清的急腹症或胸部急症。因此，应对怀疑有食管穿孔而一般情况允许的患者用食管造影来明确诊断，对普通 X 线提示有食管穿孔的患者也应用食管造影来明确穿孔的大小和部位。在透视下口服造影剂可以显示食管腔、食管穿孔的部位及食管远端有无狭窄。口服碘油造影剂的效果较好，刺激性小。如果使用钡剂一旦漏出食管外，手术清除困难。可以先用水溶性造影剂，如果没有看到瘘口，再加钡剂来进一步明确诊断。应注意，尽管使用造影作为常规诊断手段，但仍有 10% 的假阴性，因此当造影阴性时也不能完全排除食管穿孔。

5. 食管镜检查

一般情况用以上方法均可明确诊断。但当有咽下痛等症状、X 线检查为阴性时，为了排除异物存在，需要在局部麻醉下做食管镜检查。发现异物则取出，反之可排除食管异物。

6. CT 检查

胸腹部 CT 检查的应用相当普遍。当临床怀疑有食管损伤而 X 线检查又不能提供确切的诊断依据时，进一步的诊断还包括选用胸部或腹部的 CT 检查。对食管造影"正常"的患者，根据病史、体格检查及 CT 检查结果来诊断。当 CT 检查有以下征象时应考虑食管穿孔的诊断：①围绕食管的纵隔软组织内有气体；②在纵隔或在胸腔的脓腔紧靠食管；③充气的食管与一个临近纵隔或纵隔旁充液的腔相通。胸腔积液特别是左侧胸腔积液则更进一步提示食管穿孔的可能。当以上任何一项存在时应做食管造影以确定诊断和确定穿孔的部位，这对指导手术治疗是非常重要的。另外，用 CT 对患者进行最初疗效的随诊观察，也是特别有效的方法。

7. 其他

食管穿孔患者由于唾液、胃液和大量消化液进入胸腔，在做诊断性胸腔穿刺时，抽得胸腔液体的 pH<6.0，并且淀粉酶的含量升高，是一项简单而有诊断

意义的方法。让怀疑有食管损伤的患者口服小量亚甲蓝后，可见引流物胸腔穿刺液中有蓝色，同样有助于诊断。

五、鉴别诊断

如果直径较大，或有肝损害，提示有门静脉高压引起的食管静脉曲张的可能。静脉曲张硬化治疗后残存静脉或再发的曲张静脉，较小者，应与潴留性囊肿、小息肉、小的黏膜下肿物如平滑肌瘤等鉴别，除颜色不同外，可用活检钳触之，能否压扁。蓝色橡皮疱痣综合征是家族性表皮血管瘤，生长在口、舌、咽、消化道者，主要症状为消化道出血，但也有无家族史者。孤立性食管静脉瘤并有吞咽不适等临床表现者，须与食管癌相鉴别，应进行超声内镜检查、CT检查等，必要时进行套扎取材病理检查并定期复查。此外，还须与其他疾病如胃、十二指肠溃疡穿孔、胰腺炎、心肌梗死、降主动脉瘤、肺炎和自发性气胸等做鉴别。

六、治疗

诊断一经确立，立即施行食管镜下异物取出术。这是治疗食管异物可靠、有效的方法，而且越早越好，以免发生并发症。若异物存留时间长，局部有感染，应先用 1~2 日抗生素和支持疗法再进行手术。若出现食管损伤，穿孔后可视情况采用手术治疗或非手术治疗。不管用哪一种方法治疗，基本目的在于防止从破口进一步污染周围的组织，清除已存在的感染，恢复食管的完整性和连续性；恢复和维持营养。要达到上述目的，须根据损伤食管的情况（被损伤食管处组织是否正常），原发疾病是良性还是恶性，是否伴有穿孔远端梗阻，纵隔及胸腔污染情况，食管损伤后到治疗的时间等选择不同的方法。

无明显食管穿孔的治疗多采用食管镜下异物取出术。应先进行相关检查（如 CT），注意若异物在距离门齿 22~27 cm 处，先了解异物与主动脉关系，再决定是否内镜下取出，采用何种方式取出。

1. 术前准备

要了解患者的一般状况，有脱水、发热者应先给予抗生素及输液等支持治疗。还要了解异物的形状、大小及嵌顿位置，以便选择长短、粗细合适的食管镜及适当的异物钳子。食管上端异物最好选用 25~30 cm 长的食管镜。一般异物均可选用鳄鱼嘴钳，个别情况视异物的形状而定。

2. 麻醉

局部黏膜表面麻醉一般采用 1% 的丁卡因。对于精神紧张、异物难取及小儿患者可采用全身麻醉。全身麻醉时由于食管肌肉松弛有利异物取出。但要防止异物脱落滑入下胸部食管或胃内。

3. 手术方法

患者取仰卧垂头式。食管镜沿中线送至杓状软骨下方，黏膜呈放射状孔隙处即为食管入口。由于环咽肌收缩使食管入口甚紧，食管镜通过此处最为困难。应保持中线慢慢送入，切忌使用暴力，以免损伤食管或穿透梨状窝。在食管镜内看到食物渣、钡剂和脓液等时应仔细观察，往往该部位就是异物存留处。将覆盖物小心吸出或取出，充分暴露异物，观察异物位置及周围情况。尖锐异物常易损伤食管黏膜。若异物与食管镜前端有一定距离，夹住异物后可将食管镜轻轻送下，使之靠近异物，然后将食管镜连同异物一起取出。

近年来，有学者用冷光源纤维食管镜取食管异物。该镜优点为：①镜体软、细，患者痛苦小，易于接受；②冷光源照明亮度高；③镜体可弯曲，患者亦可变动体位，便于异物取出。但是从纤维食管镜的构造及钳子种类和性能看，远不能适应所有异物手术的要求。因此，硬质食管镜目前仍为取异物的主要手段。

(梁丽明)

第四节　食管憩室

食管憩室是指食管壁的一层或全层从食管腔内局限性向食管壁外突出，形成与食管腔相连的覆盖有上皮的囊状突起。食管憩室是一种后天性疾病，可以单发，也可以多发，部位不定，在食管的任何部位均可发生，但几乎都见于成年人。

一、病因

食管憩室的病因与发病机制尚未完全清楚。咽食管憩室是咽食管联结区的黏膜和黏膜下层在环状软骨近侧的咽后壁肌肉缺陷处膨出而成的，又称为Zenker憩室。上食管括约肌（UES）是由环咽肌、下咽缩肌和食管上端环状纤维共同组成的，其主要功能如下。

（1）保持静止状态下食管的关闭，防止食管内容物反流进入咽部，使气管、支气管免受来自食管内容物的侵袭。

（2）阻挡空气吸入食管腔内，防止呼吸引起的食管扩张。

（3）吞咽时立即开放，保证适量的食团迅速通过咽部进入食管。

UES的后壁，即咽下缩肌的斜形纤维和环咽肌的横行纤维之间存在着一个缺乏肌层的三角形薄弱区，在吞咽时LES未能协调地充分弛缓，致使该薄弱区内压急剧升高，导致局部黏膜自薄弱区疝出，形成内压性假性憩室。

食管中段憩室多发生于气管分叉处的食管前壁和前侧壁。其形成与邻近气管、支气管淋巴结炎症，瘢痕收缩有关（尤其是结核性炎症），致使食管壁向外牵引而形成牵引性憩室。膈上食管憩室确切的病因不详，常与贲门失弛缓症、食管弥散性痉挛、膈疝、巴雷特食管并存，可能与先天性发育不良或食管运动功能障碍有关。

二、发病机制

食管憩室的发生机制曾有各种争议。Zenker憩室一向被认为是咽与上食管肌群舒缩失调所致，Knuff等应用特别设计的压力记录系统研究了9例Zenker憩室患者和15例无上食管病的对照者，但未找到咽与上食管肌群活动不协调的证据。Cook等对14例Zenker憩室患者和9名对照者同时应用电视透视和压力计进行研究，在压力导管中埋置不透射线的标志，于不同部位和不同时间同步记录收缩与松弛的活动，结果发现，憩室患者和对照者之间没有差异，与对照者相比，憩室患者上食管括约肌松弛正常，但最大开放尺度显著减少。Cook认为这种憩室是由上食管括约肌开放减少，从而增强咽下压力，以致憩室形成，并非咽食管肌群不协调或异常括约肌松弛引起的。食管中段憩室多因食管周围的炎症与粘连造成，因而属牵引型，以结核病居多，也可见于硬皮病患者。膈上憩室常伴有食管裂孔疝，可能与反流性食管炎有关。食管壁内假性憩室多因黏膜下腺体炎症造成，炎症细胞浸润压迫腺管，造成腺体阻塞、扩张形成囊袋，故多继发于食管痉挛、胃食管反流和念珠菌病等，Watarai 等报道，尚有先天性食管壁内假性憩室病例。

三、临床表现

憩室属良性疾病，发展缓慢，病史较长。如 Zenker 憩室，大小为 0.5~12 cm，起初憩室很小，可不表现任何症状，随着憩室逐渐增大，患者咽部有异物感、瞬间食物停滞感，逐渐出现反胃，进食后数小时或夜间常有未经消化的食物反流到口中。由于憩室中食物潴留时间的长短不同，反流出来的食物可为原味或呈酸臭味，饮水时可能发出含漱声响（Boyce 征），可见呛咳。巨大憩室可逐渐引起食管狭窄，出现吞咽困难。有的患者左颈部出现包块，轻轻按摩之后又可以消失，有的患者每晚睡前要先平卧将头放低，甚至头着地，以便将憩室内容物引流出来，然后才能安睡。大憩室压迫气管可引起呼吸困难，个别患者出现声带麻痹，但罕有压迫颈内动脉或迷走神经而引起昏厥、休克或偏瘫者。根据 Shallow 等对 186 例 Zenker 憩室患者分析结果显示，其临床症状有吞咽困难者约占 86%，食物反流者约占 83%，吞咽时有含漱声者约占 64%，体重减轻者约占 44%，咳嗽者约占 35%，咽喉胀感者约占 10%，气短及胸闷者约占 10%，颈痛者约占 7%，声音嘶哑者约占 2%。另外，有学者报道 1 例 77 岁妇女，因误吞猪骨后咽部疼痛、吞咽困难、不能进食 2 日就医，经内镜和 X 线检查证实为 Zenker 憩室合并炎症。

食管中段憩室一般不大，直径为 1~2 cm，呈锥形，无颈，不易积食。多数患者无症状，但有的患者可出现胸骨后疼痛、烧心感，也可发生狭窄而引起吞咽困难。

膈上憩室往往发生在贲门食管连接处的上方，因食物易潴留而不易排出，患者常有哽噎感、烧心感、嗳气、呃逆和反胃，特别是改变体位时易引起反胃、呕吐，下胸部有气过水声，吐出物多为未消化食物或隔餐食物。大憩室者压迫食管或伴有食管痉挛，均引起吞咽困难，个别患者诉称胸骨后隐痛或剧痛。膈上憩室往往合并食管裂孔疝及反流性食管炎等。

食管壁内假性憩室很小，通常为 1~3 mm，但有规则地分布于整个食管。由于并发炎症并逐渐发展，可产生食管狭窄，大多数患者表现为间歇性吞咽困难，症状逐渐加重，并感觉胸骨后疼痛；食管无狭窄者不出现吞咽困难。Patel 等收集文献中 29 例食管憩室患者，其中 28 例有中度吞咽困难，33% 的患者有糖尿病，45% 的患者食管中培养出白念珠菌。

食管憩室大者易潴留食物，容易合并炎症，甚至发生溃疡、出血，使症状加重，往往有胸骨后闷胀感、烧心感，一旦合并出血则以呕血为主要表现，呕血量一般不多，夹杂或不夹杂未消化食物。如果有自发性穿孔或内镜检查导致穿孔，则见剧烈胸痛、呼吸急促、发绀、心律失常及颈部皮下气肿等表现，病情严重，病死率高达 46%。

四、临床分期

根据临床症状可分为 3 期。

Ⅰ期：初形成憩室较小时，开口垂直于食管纵轴，此时症状主要表现为咽部异物感，也可无任何临床症状。

Ⅱ期：进展期，憩室逐渐增大，憩室体与食管纵轴成锐角，此时症状主要表现为突发呕吐进食的食物，可发生在睡眠时，常导致误吸。

Ⅲ期：当憩室增大到一定程度时，憩室体与食管纵轴平行，吞咽的食物直接进入憩室，从而导致吞咽困难，部分患者出现进食后反流。常伴有消瘦、吸入性肺部感染、肺脓肿。部分患者可因为食物阻塞憩室颈而导致排空障碍，继发憩室炎，严重时穿孔出血而造成颈部及纵隔感染。

五、诊断

根据病史、临床症状和相关的辅助检查即可确诊。

（一）食管吞钡 X 线检查

由于小憩室有可能被充盈钡剂的食管所掩盖，因此应当移动体位进行详细观察。Zenker 憩室好发于左侧壁，因此采取左侧斜位易于发现，若转动头部向左侧则更易显示。早期憩室呈半月形膨出，后期憩室呈球形，垂于纵隔内。憩室巨大可压迫食管，憩室囊内有食物残渣时，可见充盈缺损，并发炎症时黏膜粗糙紊乱。食管中段憩室可见漏斗状、圆锥状或帐篷状光滑的膨出物，膈上食管憩室多为单发，少数为双发，3 个以上的憩室非常少见。食管憩室的 X 线检查具有特征性，不易与其他病症相混淆。

（二）内镜检查

对 Zenker 憩室患者检查时要格外小心，因胃镜器械误入囊内可造成穿孔，食管中段憩室常由胃镜检查首先发现，胃镜检查不仅可以发现憩室的大小，而且可以准确观察其囊壁有无并发糜烂、出血、溃疡或癌变，对治疗方法的选择可以提供帮助。

六、鉴别诊断

食管憩室还应与下列疾病相鉴别。

（一）化脓性食管炎

化脓性食管炎以异物所致机械损伤最为常见，细菌在食管壁繁殖，引起局部炎症渗出，不同程度的组织坏死及脓液形成，也可呈较为广泛的蜂窝织炎。

（二）食管结核

食管结核患者一般有其他器官结核的先驱症状，特别是肺结核，食管本身症状往往被其他器官症状混淆或掩盖，以致不能及时发现。按照结核的病理过程，早期浸润进展阶段可有乏力、低热、红细胞沉降率增快等中毒症状，但也有症状不明显者，继之出现吞咽不适和进行性吞咽困难，常伴有持续性咽喉部及胸骨后疼痛，吞咽时加重。溃疡型的病变多以咽下时疼痛为其特征，食物溢入气管应考虑气管食管瘘的形成，吞咽困难提示病变纤维化引起瘢痕狭窄。

（三）真菌性食管炎

真菌性食管炎的临床症状多不典型，部分患者可以无任何临床症状，常见症状是吞咽疼痛、吞咽困难、上腹不适、胸骨后疼痛和烧灼感，重者胸骨后呈刀割样绞痛，可放射至背部酷似心绞痛。念珠菌性食管炎可发生严重出血但不常见，未经治疗的患者可有上皮脱落，穿孔甚至弥散性念珠菌病，食管穿孔可引起纵隔炎、食管气管瘘和食管狭窄，对持续高热的粒细胞计数减少患者应检查有无皮肤、肝、脾和肺等弥散性急性念珠菌病。

（四）病毒性食管炎

食管的单纯疱疹病毒（HSV）感染常同时有鼻唇部疱疹，主要症状为吞咽疼痛，疼痛常于咽下食物时加剧，患者吞咽后食物在食管内下行缓慢，少数患者以吞咽困难为主要症状，轻微感染者可无症状。

七、治疗

咽食管憩室的病情多为进行性的，非手术的保守疗法均无效，因此诊断明确后，应在出现并发症前尽快择期手术。

（一）咽食管憩室的治疗

症状不重，又无并发症的患者，可进行保守治疗，采用水囊或球囊扩张法，可使症状得到明显缓解，同时叮嘱患者餐后俯卧和反复做吞咽或咳嗽动作，这样做有助于憩室内的潴留物重新回到食管中，并发憩室者可吞服抗生素药水，保守治疗无效者宜做进一步治疗。目前，内镜治疗的报道日渐增多，可用内镜修补憩室囊，也可用内镜先切开环咽肌，然后以氩离子凝固束进行治疗以恢复食管通道，国外有学者经内镜注射肉毒碱至憩室囊壁，患者很快能正常进食。开放性手术适用于其他方法治疗无效者，应从憩室颈部切除，不得有憩室囊袋残留，否则容易复发，一般主张在切除憩室的同时施行环咽肌切开术，因 UES 的动力学异常在其发病上起重要作用，去除此病因，可减少其复发。此外也可施行内翻缝合术，据报道该手术的优点是无污染、恢复快。

1. 术前准备

术前要充分准备，应注意的问题如下。

（1）术前 3 日起进流质饮食，叮嘱患者多饮水和通过变换体位，以利于排空憩室内残留食物，减少误吸可能；如不能进食者应给予充分肠外营养。

（2）可于术前 3 日给予 2%链霉素口服，每日 4 次，直至手术。

（3）术前留置胃管。

（4）如果伴有吸入性肺部感染，应首先给予治疗。

2. 手术适应证

（1）任何有症状的憩室，无论其大小如何，都应手术切除，以防止其并发症的出现。

（2）憩室穿孔应进行急诊手术。

3. 手术步骤与操作

（1）做左侧胸锁乳突肌前缘切口，切断颈阔肌，切开胸锁乳突肌前缘与周围肌肉后将其向外后侧牵；切断或牵开肩胛舌骨肌，游离并向后外侧牵开颈动脉鞘。

（2）结扎、切断甲状腺上动脉和甲状腺中静脉，将甲状腺、胸骨舌骨肌、胸骨甲状肌向内侧拉开。

（3）沿椎前筋膜解剖到食管，即可暴露出憩室壁并用钳夹之，提起憩室仔细完整地分离憩室囊壁至咽食管连接部，可清楚地显示憩室的囊颈做横向切除（图 6-11），用可吸收细线行间断内翻缝合黏膜，或用闭合器关闭。

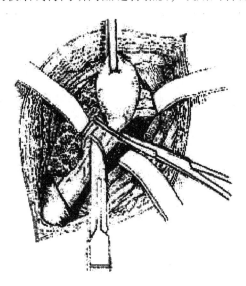

图 6-11　钳夹、切除憩室

（4）有学者认为，咽食管憩室的病因与食管上括约肌松弛不全有关，主张术中同时做肌层切开，可增强手术效果；在憩室囊颈下缘为环咽肌，纵行上、下切断之；再向上到达咽下缩肌上方 2 cm，向下到达食管肌层下方 2 cm，共约6 cm 长；向左右两侧游离肌层使黏膜膨出（图 6-12）。

（5）对直径小于 1 cm 的咽食管憩室，可单纯施行环咽肌切开术；对直径 1~4 cm 的憩室，也可单纯施行悬吊固定术，使囊口向下引流（图 6-13）。

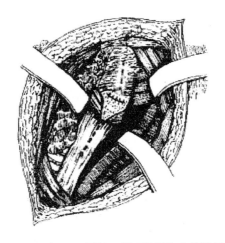

图 6-12 切开环咽肌、咽下缩肌和食管肌层

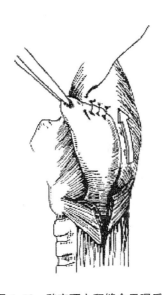

图 6-13 憩室顶上翻缝合于咽后壁

（二）食管中段憩室的治疗

食管中段憩室一般无须任何治疗。当并发食管炎和（或）憩室炎时，可质子泵抑制药保守治疗，H_2 受体拮抗药如法莫替丁，或质子泵型抗分泌药如奥美拉唑、雷贝拉唑、依索拉唑等口服和应用抗生素消炎，口服铝碳酸镁咀嚼片对于改善症状也有较好的作用，若因憩室周围炎导致穿孔、脓肿或瘘管形成，则

须手术予以切除；如果憩室伴反复炎症发作导致出血，一般情况太差不能耐受手术者，内镜下放置自膨式金属支架对于改善其症状有显著的疗效。

1. 术前准备

食管中段憩室的术前准备除了常规的术前准备，还要注意以下几点。

（1）术前进行上消化道造影检查，明确憩室的位置、大小、类型和并存的食管或胃的其他疾病，必要时给予适当处理。

（2）术前1周每晚睡前体位引流及饮水冲洗食管和憩室，必要时可用食管镜清洗憩室囊腔。

（3）术前可置胃管洗胃。

2. 手术适应证

（1）多数体积小、无症状的牵引型憩室不需要手术治疗；憩室较大、出现食物潴留而排空不畅，或吞咽困难症状明显的患者，应进行手术治疗。

（2）伴发有憩室炎症状时，为防止出血、穿孔等并发症，应予以手术治疗。

3. 食管中段憩室较常用的术式

（1）憩室切除术。

（2）憩室黏膜内翻术：多选择右胸外侧切口，进胸后松解憩室附近的粘连，小的憩室可自行还纳，再进行食管外肌层间断缝合加固。

（3）食管部分切除术：进胸后松解憩室附近的粘连，钝性分离食管肌层，牵出憩室和黏膜，沿食管纵轴从其基底部切除憩室，再行间断缝合包埋切口，必要时利用带蒂胸膜片覆盖加固。

4. 手术步骤与操作

手术步骤与操作见图6-14。

（1）手术步骤与操作进胸后在肺门后方切开纵隔胸膜，显露出食管；常在气管分叉水平处发现食管憩室。

（2）钳夹并游离憩室，仔细辨认出憩室囊颈，横向切除后用可吸收细线做间断内翻缝合，再缝合肌层和胸膜；或用闭合器钉合切除憩室（图6-14），用细丝线间断缝合肌层，再缝盖胸膜。

（3）如果见有憩室旁脓肿，则应先切开冲洗再处理憩室。

（4）若有憩室—气管瘘者，在切除憩室后，切断瘘管缝闭瘘口，再用附近肋间肌缝盖，以防再通。

（5）术前诊断有功能性食管痉挛者，则应加做主动脉弓水平至贲门部的肌层切开术。

（6）于腋中线第8肋间放置胸管做水封瓶闭式引流，按层关胸。

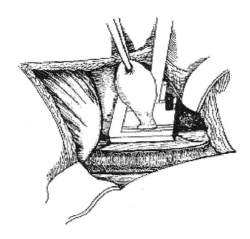

图6-14　闭合器钉合、切除憩室

（三）膈上憩室的治疗

膈上憩室如何治疗取决于症状的严重程度，小而无症状的憩室无须任何治疗，即使憩室较大，如果没有引起食管受压，一般不需要特殊处理。如果出现吞咽困难和疼痛或癌变，则须手术治疗，多主张手术切除憩室和修复食管裂孔疝，即在切除膈上食管憩室的同时纠正LES功能失常和横膈病变，近年来有报道采用微侵袭方法，即腹腔镜切除膈上憩室者。

1. 手术适应证

（1）膈上憩室有明显症状且进行性发展，出现呕血、穿孔。

（2）憩室壁内发生肿瘤（纤维瘤、平滑肌瘤或鳞癌）。

（3）合并有食管裂孔疝、贲门失弛缓症等均应手术治疗，对于巨大呈悬垂状的憩室即使无症状者也应手术治疗。

2. 常用术式

目前常用的术式是膈上憩室切除术联合食管肌层切开术，须同时施行膈上憩室切除术和食管肌层切开术。适应证如下。

（1）合并有食管运动障碍时，应施行膈上憩室切除术和食管肌层切开术，如果只施行单纯膈上憩室切除术易复发。

（2）憩室颈部狭窄导致排空障碍，或并发憩室炎症。

（3）巨大憩室，无论有无临床症状及食管运动功能障碍。

3. 手术步骤与操作

（1）进胸后切断下肺韧带，切开纵隔胸膜并游离食管，钳夹并分离憩室到其颈部。

（2）横向切除憩室后，先用可吸收细线做间断内翻缝合黏膜层，再用丝线间断缝合食管肌层；或用闭合器钉合颈部后切除憩室，再用丝线间断缝合食管肌层，再缝盖胸膜。

（3）放置胸管做水封瓶闭式引流，按层关胸。

4. 手术要点

（1）游离憩室到其颈部切除，避免过度牵拉伤及食管黏膜，术后造成食管狭窄。

（2）游离食管寻找憩室时，应尽量避免损伤迷走神经。

（3）若存在有食管痉挛因素，则须附加施行食管肌层切开术。

（四）术后处理

1. 咽部食管憩室

（1）适当使用广谱抗生素。

（2）术后可利用胃管灌注或滴注流质饮食，2日后可考虑拔除胃管，第3日进食流质，1周后进食软饭。

（3）5日后可拔除切口引流。

2. 中、下段食管憩室

（1）适当使用广谱抗生素。

（2）24小时引流量少于10 mL时，可考虑拔除胸管。

（3）术后持续胃肠减压，5日后拔除胃管，第6日开始进食流质，8日后进食半流质，10日后进食软食。

（五）并发症预防和治疗

1. 食管缝合口瘘

食管缝合口瘘多发生于咽食管憩室术后 1 周左右，发现颈部切口红肿、感染、流出脓性渗液和唾液；此时应禁食，及时撑开切口、通畅引流、勤换敷料，大多数患者均可得到治愈；对于中、下段食管憩室来说，食管缝合口瘘则是一种严重的并发症，可导致脓胸，危及生命。发生后应立即禁食，及时引流，适当使用广谱抗生素，加强营养支持，保持水电解质平衡，因瘘口愈合需要一定的时日，早期进行空肠造瘘，肠内营养支持很有必要。

2. 神经损伤

神经损伤大多数为术中挫伤水肿，咽食管憩室可发生喉返神经损伤，导致术后短暂性声音嘶哑，但若神经被切断则引起永久性声带麻痹；若为一侧损伤，须经 6 个月或更长时间，由于对侧声带的代偿作用而逐步恢复声响；双侧损伤则会引起呼吸困难，极为少见；中、下段食管憩室手术可发生迷走神经损伤，造成医源性食管运动功能失调，使食管痉挛，多次使用扩张术，可得到满意效果。

3. 食管缝合口狭窄

食管缝合口狭窄是食管黏膜切除过多所致，多次施行扩张术，常能治愈；极少数扩张无效者，须再次进行手术治疗。

（梁丽明）

第五节　食管破裂及穿孔

食管破裂及穿孔是非常严重的食管创伤，特别是胸内食管穿孔，死亡率高达 25%~50%。食管穿孔后引起的病理生理改变甚为严重，如果未及时救治，可迅速导致患者死亡。穿孔后 24 小时内采取积极治疗措施，死亡率约为 9%；而延误治疗，则死亡率高达 86%。因此，早期诊断和及时正确地处理，是提高治愈率和降低死亡率的关键。

根据引起食管损伤的原因，可将食管破裂及穿孔分为外伤性食管穿孔、医源性食管穿孔、食管异物所致穿孔及自发性食管破裂。下面将分别介绍食管穿孔及自发性食管破裂。

一、食管穿孔

（一）病因分类及特点

1. 外伤性食管穿孔

外伤性食管穿孔又分为开放性食管穿孔和闭合性食管穿孔两类。开放性食管穿孔主要是由枪弹、弹片及刃器引起的。食管有其解剖位置的特点，特别是胸段食管，前有心脏、大血管、气管和胸骨，后有脊柱，两侧有肺和肋骨保护，少见胸段食管外伤所致开放性穿孔，即使损伤食管，也常并发心脏、大血管和气管的损伤，患者来不及抢救而在现场死亡。因此，开放性食管损伤多见于颈部食管穿孔。闭合性食管穿孔可由于胸骨与脊柱直接突然遭受挤压而引起食管广泛破裂，这类损伤更为罕见。

2. 医源性食管穿孔

医源性食管穿孔比例占各类食管穿孔的首位，常见的原因是内镜检查、食管扩张、食管镜下行组织活检及食管旁手术等造成的穿孔。此外，气管内插管、插入胃管、三腔管气囊破裂甚至食管动力学检查均可引起食管穿孔。由食管内镜检查引起的穿孔，大多数发生在食管入口环咽肌以下部位，此处前有环状软骨，后有颈椎，周围有环咽肌，是食管最狭窄之处。食管下段及贲门附近穿孔，多数在食管原有疾病基础上发生。Berry 报道，食管穿孔伴发的基本病变以食管裂孔疝最多，其次为食管狭窄、贲门失弛缓症、食管痉挛及食管肿瘤等。

医源性穿孔的死亡率低于其他原因引起的穿孔，其原因可能是：①穿孔约40%见于颈段食管，而颈段食管的穿孔较胸内食管穿孔预后较好；②这类穿孔多能早期发现，及时治疗；③检查前经过进食等准备，污染较轻；④检查造成的食管穿孔破口大多较小，即使引起纵隔及胸腔感染也较轻。

纵隔手术、食管裂孔疝修补术以及迷走神经切断术等手术都有可能损伤食管引起穿孔。常见于食管下段或腹内食管，且多在食管后壁。在有食管周围粘连而进行盲目分离时，更容易造成食管损伤。

3. 异物性食管穿孔

异物嵌顿也是食管穿孔的常见原因，其发生率位居第 2 位，仅次于医源性引起的穿孔。引起食管穿孔的多为尖锐、不规整或体积较大的异物，如骨、义齿等。异物刺破或压迫食管壁引起坏死，或强行吞咽饭团或大块食物试图将异物推下而导致食管穿孔，也可因通过内镜取出不规整的异物而造成食管穿孔。异物引起的食管穿孔常见于食管的三个生理狭窄区，其中以主动脉弓处穿孔尤为严重，有刺破及腐蚀主动脉引起致死性大出血的危险。因此，若通过内镜取出异物有困难时，应急诊开胸，在发生感染前切开食管取出异物，是比较简单而安全的做法。

（二）病理生理

尽管引起食管穿孔的原因不同，但穿孔后的病理生理变化大致相同。食管穿孔后，具有强烈刺激作用的内容物及带有各种口腔内细菌的唾液和食物等，迅速经破口进入纵隔，引起严重的纵隔感染。炎症在纵隔内迅速扩散，并可侵蚀穿破胸膜进入胸腔，形成一侧或双侧液气胸。因进入的细菌中含有厌氧菌，常引起腐臭性脓胸。有的食管穿孔来势凶猛，食管破裂的同时，胸膜随即破裂，液气胸出现甚早，纵隔和胸腔感染，大量液体丧失，毒素吸收，患者很快发生休克。因吞咽使空气由破口不断进入胸腔，可以产生张力性气胸，更加重呼吸与循环功能紊乱，如不及时救治，患者可迅速死亡。

纵隔内炎症扩散迅速，其原因是：①纵隔内均为疏松结缔组织，除胸廓入口处稍狭小外，并无其他的脏器组织足以阻挡感染的扩散，食管穿孔后空气进入纵隔内形成纵隔气肿，为含有多种细菌的消化液进入纵隔创造了有利条件；②在吸气过程中，纵隔负压升高，更有利于空气和消化液吸入纵隔；③心脏搏动、食管蠕动及吞咽活动等，主要表现在对感染的扩散均起促进作用；④口腔内含有多种细菌，尤其是口腔内有感染时，对纵隔感染及炎症的扩散起着重要作用。

（三）诊断

早期诊断，及时而正确的处理是降低死亡率的关键。延误诊断的主要原因是对食管穿孔认识不足。对穿透伤引起的食管损伤常并发其他部位严重伤而将食管损伤忽略。至于医源性或异物引起的食管穿孔，诊断较容易。

由颈部开始的皮下气肿应怀疑食管穿孔，胸部 X 线检查对明确诊断很有帮助。纵隔气肿、液气胸是诊断食管破裂的重要依据。食管造影如显示造影剂外溢即可明确诊断,但阴性结果亦不能排除食管穿孔的可能。对可疑病例应重复检查,使用造影剂以碘油或水溶性碘剂为宜,不宜采用钡剂,因为残留于纵隔或胸腔的钡剂可引起并发症。

采用食管镜检查诊断食管穿孔的意见目前尚不一致。有学者认为不必作为常规检查,有学者则认为在怀疑食管穿孔而 X 线检查阴性时,应进行食管镜检查。

诊断时,除明确穿孔的诊断外,对穿孔的部位及大小也应了解,这对治疗方案的制订很有帮助。

1. 颈部食管穿孔

颈部食管穿孔由于部位高而较浅表,且其发生多由于器械检查或异物嵌顿,故易早期诊断。其临床表现为颈部疼痛及胀痛,吞咽或颈部活动时加剧,或出现吞咽困难及呼吸困难,此种表现易与一般器械检查损伤或未穿孔的食管异物引起的疼痛相混淆,但检查时胸锁乳突肌前缘往往有压痛,局部可有肿胀及皮下气肿,体温升高及白细胞计数逐渐升高。X 线摄片发现颈筋膜层有游离气体。倘若能排除气管损伤,食管穿孔的诊断基本可以明确。穿孔后颈部感染可以扩展全纵隔,引起纵隔感染,若已形成脓肿,X 线摄片可显示致密阴影,其中可有气液面,造影见到造影剂漏出食管外,即可明确诊断。

2. 胸部食管穿孔

胸部食管穿孔较颈部食管穿孔更为紧急危险,若未及时发现和治疗,死亡率极高。胸部食管穿孔后,常伴有剧烈疼痛,主要位于胸骨后或上腹部。若已破入胸腔,刺激胸腔可出现患侧胸痛。食管下段穿孔常出现上腹部肌紧张,易误诊为胃十二指肠溃疡穿孔。因纵隔炎,脊椎活动时疼痛会加剧,患者多呈强迫体位。感染波及下肺韧带及膈上胸膜,可引起肩部疼痛。器械检查所致的穿孔较小,疼痛可不明显。吞咽困难及发绀。由于体液的丧失,毒素的吸收,表现为脉搏加快、体温升高,严重时出现休克。

纵隔气肿是食管穿孔的早期征象,50%以上的患者在颈部及面部有皮下气肿。X 线检查可见纵隔积气或纵隔影增宽,一侧或两侧液气胸,对食管破裂的诊断很有帮助。食管造影检查不仅可以明确诊断,而且还能明确破裂部位。有学者曾研究正常人胸腔液中 pH 约是 7.4,如果抽出的胸腔液体呈酸性,pH 低于 6.0，应考虑下段食管穿孔。也可以口服亚甲蓝（美蓝）溶液，若抽出液呈蓝色，对诊断也有帮助。

（四）治疗

食管穿孔治疗能否成功往往取决于穿孔的部位、裂口的大小、入院的迟早和治疗措施是否正确。如果治疗时间延迟到 24 小时以上，其死亡率高于早期治疗的三倍。但是如何制订出有效的治疗方案，以及手术的选择，应根据每个患者的具体情况来确定。

1. 非手术治疗

（1）非手术治疗适应证：①患者入院较晚，穿孔已局限；②有些小穿孔和消化道内容物漏出体征极少的患者；③某些不需要引流也可解决的颈部穿孔。

（2）非手术治疗的主要措施：①禁食。凡有食管穿孔的患者，应予以禁食，以免食物由破口流入纵隔或胸腔内，加剧感染扩散，并叮嘱患者尽量将唾液吐出或于破口上方放置胃管吸引。②支持疗法。患者禁食，加之严重感染及体液丢失，常致脱水、电解质平衡失调及全身消耗衰竭，因而在治疗上除纠正脱水及电解质紊乱外，应加强营养支持，必要时补充红细胞、血浆、清蛋白，通过鼻饲或空肠造口管给予肠内营养。③抗感染。使用大剂量广谱抗生素，对取得的分泌物或穿刺液进行细菌培养及药敏试验，根据结果选择合适的抗生素。

2. 手术治疗

（1）颈部食管穿孔的手术治疗：颈部食管穿孔大多是器械损伤引起的，穿孔往往较小，发现较早，经非手术治疗 80% 的患者可痊愈。但在以下情况可考虑手术治疗：①对裂口较大和穿透伤引起的穿孔，伤后 24 小时内可将食管裂口一期缝合。24 小时后，多不主张一期缝合，而是放置引流。②穿孔时间较久，或经非手术治疗患者出现发热、白细胞增多。X 线检查已出现颈部及纵隔感染、脓肿形成。一般对于第 4 胸椎平面以上的纵隔感染，均可经颈部切开引流，同时给予鼻胃管饲食，创口大多能很快愈合。③颈部异物穿孔已形成局部脓肿者。④有远端梗阻的穿孔，应给予解除梗阻的手术治疗。

颈部食管穿孔如施行修补术，可经左侧胸锁乳突肌前缘做斜行切口，逐层解剖进入食管间隙，游离出食管，间断缝合修补裂口，冲洗切口，并放置引流。

如果进行切开引流，则应根据肿胀及压痛的部位来决定，切开前先做穿刺进一步判明脓肿部位。如果肿块及压痛在颈部两侧均较弥漫，可以经右颈切口引流，因为食管距右侧胸膜较远，其间隙较宽，引流较好，不易伤及胸膜。切开脓肿吸尽脓液，如果是异物穿孔，应将异物取出，可放置烟卷式引流管 2 根或上方用烟卷式引流管，下方用软胶皮管引流。

（2）胸部食管穿孔的手术治疗：胸部食管穿孔预后较差，死亡率甚高，多数学者主张早期手术。但如果早期发现较小的食管穿孔，而且多为器械检查所致，纵隔炎还不明显，食管造影仅见纵隔积气而未见造影剂漏出或漏出较少者，允许在非手术治疗下严密观察。如果穿孔发现较晚，但症状不严重，患者全身情况较好，穿孔转向自然愈合趋势，也可考虑非手术治疗。对年龄大、一般情况不佳、心肺功能不全的患者，开胸手术有很大风险，以非手术治疗为宜，尤其是器械检查损伤时间较短的患者，非手术治疗可能取得较好的效果。

开胸手术的目的在于胸腔的充分引流，修补裂口，防止纵隔及胸腔的进一步污染。开胸途径根据穿孔的部位来确定，下段食管穿孔，多破入左侧胸腔，应进行左侧开胸；中段食管以上，多进行右侧开胸。进胸后充分显露纵隔，将坏死及炎性组织清除。手术方法如下。

①初期缝合修补：主要适用于穿孔后 24 小时内者，但亦有不少超过 24 小时施行修补术获得成功者，因而穿孔后的时间不是确定是否手术的唯一标准，而感染和食管壁炎性水肿的严重程度则是重要的决定因素。缝合修补时可将创缘稍加修剪，用细丝线间断缝合食管黏膜层和肌层，不能分层缝合者可做全层缝合，修补后可用纵隔胸膜、带蒂肋间肌瓣、心包瓣覆盖加强，下胸段食管穿孔处亦可用带蒂膈肌及胃底覆盖加强。

②闭合缺损：对于食管穿孔时间较久，食管壁严重水肿明显，裂口已不能直接缝合的患者，如果穿孔在下段或腹段，可用膈肌瓣，胃底或空肠移植片覆盖修补，无须将穿孔边缘对拢缝合，而将补片或移植片覆盖在穿孔周围，并缝合在健康食管肌层上。如用带蒂空肠移植片覆盖，可游离一段长约 8 cm 的带血管蒂的空肠，从结肠后引出，于肠系膜对侧切开肠管，除去黏膜层，从食管穿孔处边缘的食管腔内引出间断缝线，将空肠移植片盖在缺损上，缝线在空肠浆肌层移植片外结扎固定，再将移植片边缘缝合在食管健康肌层上。

③食管置管术：对晚期胸内食管穿孔，不能采用缝合修补或补片闭合缺损者，可开胸清除所有污染及坏死组织，通过食管穿孔在食管腔内放置 T 形管，并由胸壁引出，使食管内容物外流，在穿孔附近及胸腔内放置胸腔闭式引流管。T 形管放置 3~4 周形成瘘管后拔出，改为开放引流。食管置管完后可进行胃造口减压，空肠造口饲食。

④颈部食管外置（或造口）并胃造口术：晚期食管穿孔，胸腔感染严重或患者情况差不能耐受开胸手术者，可将颈段食管外置（或造口），进行胸腔闭式引流，并在腹部做小切口，将贲门结扎关闭，同时进行胃或空肠造口饲食。这种手术方法的目的是阻止从口腔带入的感染和胃内容物反流对胸腔的刺激，促使感染得到控制及瘘口闭合，但大多数患者需要二期手术重建食管。

⑤全胸段食管切除术：经胸腔引流及应用抗生素等治疗仍不能控制的严重纵隔和食管广泛损伤的患者，可进行全胸段食管切除。颈部食管外置，贲门予以缝合关闭，做胃或空肠造口饲食，经 2~3 个月，患者全身情况好转后再进行食管重建。

⑥原有食管疾病并发穿孔的处理：当食管穿孔远端有狭窄、贲门失弛缓症及食管裂孔疝等基础疾病时，早期若患者情况允许，在穿孔缝合修补后，可针对基础疾病进行手术治疗，如贲门失弛缓症者施行贲门肌层切开术，食管裂孔疝者施行食管裂孔疝修补术，狭窄食管者施行狭窄部切除胃食管吻合术等。Fulton 等曾对狭窄处穿孔的患者采用腔内置管（Celestin 管），防止唾液和胃内容物污染纵隔而获得成功。如果上述措施不能施行，有人采用颈部食管外置，使每日约 150 mL 唾液不经破裂的食管而流出，有利于裂口的愈合。

二、自发性食管破裂

（一）流行病学特点

1724 年，Boerhaave 报道了 1 例因暴饮暴食后引起恶心发生食管破裂的病例，故本病又称为 Boerhaave 综合征。自发性食管破裂多见于中年男性，发生率为 1/6 000，占所有食管穿孔的 15%，但死亡率高达 25%~100%。

（二）病因

发病原因比较明确，大多在暴饮暴食及大量饮酒后发生。随后发生强迫性呕吐，产生严重胸痛、大汗、低血压等表现，可以并发有肩痛和吞咽困难等表现。有报道，在分娩、抽搐、用力排便时亦可发生。

（三）病理生理

自发性食管破裂多见于食管下段。从解剖学上看，食管上段以骨骼肌为主，不易撕裂。而中、下段以平滑肌为主，纵行纤维逐渐减少，直到胃壁上，肌层变薄，结果使该区域（贲门上方 6~8 cm）比较薄弱，容易发生破裂。在呕吐期间，由于环咽肌收缩，改变食管的松弛状态而进入高压状态，同时胃内的气体及内容物通过松弛的贲门强行进入食管腔内，加之食管原处于负压的胸腔，导致食管内压力急剧升高，发生食管全层破裂，多为纵行的单一裂口，长度为 2~9 cm，但有的可出现两处破裂，术中应注意探查。

由于食管破裂产生的大量化学性和细菌性刺激，引起纵隔炎及胸膜炎，可产生大量胸腔积液和（或）液气胸，进而出现胸痛、胸闷、呼吸困难、虚脱、低血压；并可并发感染，导致感染性休克。若未能及时确诊和及时处理，病情进展很快，可在 12~24 小时死亡。

（四）临床表现

大多数患者表现为大量饮食后发生剧烈呕吐。随后出现较为严重的胸痛，疼痛可向肩胛部放射，偶有仅表现为上腹部疼痛，并伴有胸闷、气短、呼吸困难及休克。患者多出现血压降低、心率加快、呼吸频率提高、发绀以及颈胸部广泛皮下气肿等表现。食管内容物进入一侧胸腔，引起胸膜炎及大量胸腔积液，可致该侧呼吸音减弱甚至消失，或可闻及胸膜摩擦音。也可表现为上腹部压痛，肠鸣音减弱或消失。

食管壁完全破裂伴大量出血是罕见的，通常情况下 55% 的患者有不同程度的出血。

（五）诊断

早期诊断，及时而正确的处理是降低死亡率的关键。结合典型的病史及临床症状，应考虑本病。胸部 X 线检查可见纵隔气肿、胸腔积液或液气胸，心缘左侧由于化学性肺炎而出现片状不规则阴影。Naclerio 称之为"V"征。当胸腔穿刺抽出脓性积液时，食管破裂即可诊断，但必须排除其他疾病的存在，如原有肺脓肿破溃形成急性脓气胸。食管造影可以明确破裂部位，是必要的检查方法。另外，胸腔积液中淀粉酶水平提高及 pH 低于 6.0，对诊断也有帮助。

（六）治疗

Mayer 提出，在食管自发性破裂后 6~12 小时，如果患者无其他严重疾病存在，可直接进行手术修补。否则，可因严重感染、水电解质平衡失调等多种因素导致死亡的发生。但如果穿孔超过 12 小时，直接进行手术修补，其出现并发症的可能性高达 84%。其并发症主要包括脓气胸、持续的食管—胸膜瘘，以及后期包裹性脓胸的形成。这些都是因修补的部位未愈合而形成瘘所致。在修补中，当术者对单纯修补不满意时，可以尝试经局部食管修补后，用邻近组织（如纵隔胸膜）覆盖，以防止瘘的发生。当破裂超过 24 小时且食管裂口超过食管周径的 1/2 并较长时，若患者全身情况可耐受手术，可进行破裂食管切除加食管—胃吻合，并进行胸腔引流，静脉高营养，维持水电解质平衡。当诊断延迟，纵隔及胸腔污染严重，不适合手术修补时，可直接施行胸腔闭式引流术，同时进行胃造口减压以防止胃液反流。

术后禁食，维持胃肠减压及静脉高营养输注，并可通过鼻饲或空肠造口管给予肠内营养；保持胸腔充分的冲洗及引流；纠正水电解质紊乱，加强营养支持，必要时补充红细胞、血浆、清蛋白；应用大剂量广谱抗生素（多要求对厌氧菌也敏感）抗感染，对取得的分泌物或穿刺液进行细菌培养及药敏试验，根据结果选用合适的抗生素。

（七）预后

自发性食管破裂的预后既取决于从发病到经治疗恢复的时间，也取决于患者发病前的身体状况以及有无积极的、有效的治疗。其病死率高达 25%~100%，延误诊治被认为是引起死亡的主要原因。

（梁丽明）

第七章

纵隔疾病

第一节　纵隔感染

纵隔感染主要影响纵隔软组织和纵隔淋巴结。纵隔感染按发病原因的不同可分为原发性和继发性，按病期又可分为急性、亚急性和慢性三种类型，由各种致病菌、机会致病菌、分枝杆菌及真菌所致，也可能是对先前感染所产生的过度免疫反应。急性纵隔感染的死亡率很高，慢性感染若处理不当，也能造成死亡。

一、原发性纵隔感染

（一）病因和发病机制

原发性纵隔感染在临床上是一种不十分确切的诊断，少数患者由急性纵隔感染治疗后转变而来。原发性纵隔感染因真菌、组织浆细胞病、放线菌病、结核等病因所造成。原发性纵隔感染可分为三型：肉芽肿型、局限性纤维性变型和慢性纵隔脓肿。

1. 肉芽肿型

肉芽肿型在健康的人群中少见，免疫功能低下者，特别是艾滋病患者中较常见，纵隔和肺门淋巴结最常受累。主要由组织浆细胞病和结核分枝杆菌引起，形成淋巴结空洞性坏死和脓肿后，播散至纵隔内。偶尔可由真菌如土壤丝病菌、皮炎芽生菌、白霉病菌等引起，也可由肺部感染直接侵蚀至纵隔内。感染局限于右主支气管旁或气管支气管淋巴结，可引起上腔静脉梗阻。受累的隆嵴下淋巴结穿孔后可波及食管前壁或全周，引起牵引型食管憩室或狭窄。感染还可沿支气管壁播散，引起支气管扩张，侵蚀气管者少见，但儿童的结核性淋巴结可穿入气管引起梗阻。

2. 局限性纤维性变型

局限性纤维性变型较少见，可在各年龄组看到，但以青年人居多。女性发病率是男性的 3 倍。因慢性炎症或假炎症过程造成大量致密纤维组织在纵隔的沉积，使纵隔内的结构被压迫或受包绕。多数由组织胞浆菌病和结核分枝杆菌引起，部分患者发病原因不明。易造成上腔静脉梗阻和气管、支气管变形狭窄，还可引起肺动脉或肺静脉狭窄及缩窄性心包炎。由于纵隔内组织相互粘连，在食管钡餐检查坚持做吞咽动作时，主动脉弓和气管可随之上下移动。

3. 慢性纵隔脓肿

慢性纵隔脓肿多由慢性纵隔淋巴结感染、急性纵隔脓肿引流不畅、支气管瘘、食管瘘等引起。来源于淋巴结或脊柱的慢性脓肿常为结核。支气管瘘、食管瘘常为手术并发症，属继发性纵隔感染。慢性纵隔脓肿几乎难以与局部肉芽肿及纤维性纵隔炎相鉴别，除非与食管或支气管沟通。纵隔内有液平或提示与食管相通，则证明脓肿由食管破裂引起，但也可能是脓肿破入食管内。

（二）临床表现

原发性纵隔感染的常见症状有胸痛、发热（常为低热）、乏力、体重下降、咳嗽等慢性消耗性症状，重者可发展成恶病质。如果有上腔静脉、气管支气管或食管外压性或纤维包裹性狭窄，则可出现相应的症状和体征。慢性纤维性纵隔炎有自限性特点，但一些严重而持续的并发症可使患者致残，甚至导致死亡。约 40% 的患者可不出现症状，约 60% 的患者除有咳嗽、咯血、胸痛、发热、喘鸣等症状外，主要表现为血管、气管、支气管、食管、心脏或神经受压的症状和体征，以上腔静脉综合征最为多见。气管、支气管狭窄可造成呼吸困难及阻塞性肺炎；肺动脉受累可产生肺动脉高压；心包受侵可引起缩窄性心包炎的一系列症状和体征；食管狭窄则造成吞咽困难；左喉返神经受累可致声音嘶哑。

（三）诊断

原发性纵隔感染的早期，诊断常较困难，除一般临床表现外，实验室检查可有血红蛋白值降低，白细胞计数持续升高。早期胸部 X 线检查可无异常，随着病情的发展，较常见的表现有胸骨后间隙密度增高、气管右侧肿块影，侧位或斜位片可见气管隆嵴下区肿块影，其内可有钙化，轮廓不十分清晰，胸部 CT 检查可较清楚显示。同位素镓扫描、同位素铟标记白细胞扫描对诊断更有帮助。大的肿块可使主支气管移位、支气管夹角增宽。如果食管受累，食管钡餐检查可显示食管局限性边缘不整。局限性纤维性变型的胸部 X 线摄片，可有受累器官的相应表现，如上腔静脉受累可有右上纵隔影增宽；肺动脉受累可有肺野供血少和右心室肥大；肺静脉受累则表现为肺野充血。如果为广泛纵隔纤维性变，可表现为双侧纵隔影变硬，失去正常曲度，边缘锐利、毛糙。继发于椎体感染的慢性纵隔脓肿，可表现为肿块向双侧纵隔突出。

胸部 CT 有助于明确大血管、气管和食管受累的程度。MRI 在不用造影剂的情况下即可判断大静脉阻塞的情况。怀疑肺动脉受累时，可进行肺动脉造影。纤维支气管镜和纵隔镜检查对明确本病的性质及可能的原因有帮助。有的患者需施行开胸活检术，才能准确地了解纤维化的性质。有吞咽困难的患者应进行食管镜检查。此外，皮肤试验、血液补体测定、活检标本的组织学检查及真菌、抗酸杆菌培养均有助于本病的诊断。

（四）鉴别诊断

原发性纵隔感染主要与纵隔内其他良性淋巴结相鉴别，但即使进行详细的细菌学、组织学和免疫组化检查，有时也难以完全区分。

（五）治疗

1. 治疗原则

支持疗法，加强营养，提高自身抵抗力，抗感染。原发性纵隔脓肿以根除病因为主。静脉梗阻、受压引起的上腔静脉综合征、心包炎则需要进行手术治疗。

2. 病因治疗

在明确患者存在纵隔感染时，应积极寻找病因，查找引起纵隔感染的病原菌，再根据不同的病菌给予相应敏感的抗生素。

3. 手术治疗

由纵隔脓肿和组织纤维挛缩引起的纵隔内器官受压、破坏则需要手术治疗，手术治疗适用于：①有严重压迫症状如呼吸困难、吞咽困难或有上腔静脉综合征表现；②慢性纵隔炎出现气管食管瘘、气管或食管胸膜瘘者；③纵隔内块影与纵隔肿瘤难以鉴别时。手术主要是解除对气管、食管的压迫，如清除淋巴肉芽肿病灶或松解纤维素带等。由于肉芽肿或纤维组织块与肺血管、气管、支气管、食管等关系密切，手术分离时应小心。有时上腔静脉综合征患者还需施行血管旁路术。气管食管瘘或其他胸膜瘘患者应清除病灶，修补瘘口。如果术后病理证实为结核杆菌者，应予以抗结核治疗。

（六）预后

本病的预后较好。只有累及气管、肺动脉、肺静脉的患者预后差。患者往往死于肺心病、严重的呼吸衰竭。

二、继发性纵隔感染

（一）病因

可因颈部感染向下蔓延，不同原因造成的食管、气管、支气管破裂，穿透性胸外伤，颈部外科手术后感染，邻近器官感染直接蔓延或纵隔内手术后感染等原因引起。目前，继发性纵隔感染最常见于心脏直视手术的胸骨正中切开术后。心脏手术后约4%的患者发生表浅切口感染，1%~2%的患者的感染累及纵隔。常见的致病菌为葡萄球菌（金黄色葡萄球菌、白色葡萄球菌、表皮葡萄球菌等）和革兰氏阴性杆菌（产气肠杆菌、产碱杆菌、变形杆菌、肉芽肿荚膜杆菌、铜绿假单胞菌等）。继发于食管穿孔及食管外科手术后者，约占非心脏直视手术后急性纵隔感染的90%；膈下感染向上蔓延，则多累及纵隔的下半部分。

急性上纵隔感染主要由颈部或胸部食管损伤所致，较常见的原因有食管镜检查、食管异物、自发性食管破裂、食管手术后胸内食管胃吻合口瘘等，但后者引起的炎症常迅速扩散至胸腔内而掩盖了纵隔感染的问题。

（二）发病机制

在解剖上，上纵隔平面及其脏器间隙直接与颈部筋膜平面相连，而下纵隔平面及其结构也通过筋膜与腹膜后区上部相通，而食管周围间隙则贯穿颈部、纵隔和腹膜后，故某个解剖区域或间隙的感染可直接蔓延到另一个解剖区域。

尤其是原发于颈部的感染，在自身重力和胸腔负压的双重作用下，易向下蔓延至纵隔内。牙槽脓肿、扁桃体周围脓肿、咽后脓肿、咽峡炎、成人会厌炎、创伤性咽部穿孔及感染均可向下蔓延，引起严重的颈部感染。颈部感染经过胸骨后间隙、气管前间隙、颈部血管鞘、椎前间隙、咽后间隙及食管周围间隙等扩展到纵隔内。此类急性纵隔感染大多数为需氧菌和厌氧菌的混合感染。一种或多种革兰氏阴性需氧杆菌与厌氧菌混合感染时，有协同作用，可引起纵隔坏死性蜂窝织炎，称为急性坠入性坏死性纵隔炎。

经胸骨正中切口可由切口感染后蔓延至纵隔，也可先有纵隔感染后影响到切口，常因引起胸骨骨髓炎而导致胸骨裂开，可进一步引起败血症、心内膜炎，或因心脏大血管切口感染后破裂，导致大出血、心肺功能衰竭等严重后果。体外循环时间过长、纵隔引流不畅、纵隔积血或血肿形成、术后低心排血量致组织灌流不足以及低血氧等均可降低人体免疫力，助长细菌繁殖，进而引起术后纵隔感染。术后出血的再次探查、切口裂开、闭胸心脏按压、术后心源性休克以及使用双侧内乳动脉施行冠脉搭桥术，尤其是老年患者或糖尿病患者，都是纵隔感染的危险因素。

（三）临床表现

继发性纵隔感染患者常有感染、外伤或手术史，可有寒战、高热、胸部剧痛、呼吸困难、心率加快甚至休克等表现。继发于气管或食管损伤者，早期可有颈部皮下气肿，并可迅速向周围蔓延，可触及皮下捻发感。当感染播散至双侧肺门区时，可有显著的肩胛区痛。疼痛能反映纵隔感染的部位，前纵隔脓肿疼痛，常位于胸骨后，呈跳痛；后纵隔脓肿常是肩胛之间疼痛，可沿肋间神经至进行放射；若气管受累咳嗽，吞咽时可引起上胸痛；吞咽困难常有脓肿、脓液压迫；食管穿孔疼痛常位于穿孔部、颈部，上胸部穿孔疼痛常位于环咽肌；呼吸困难常表明有胸腔积液。

急性坠入性坏死性纵隔炎多发生在颈部感染后的 48 小时，可短至 12 小时，甚至长达 14 日。患者咳嗽、呼吸困难、吞咽困难，即使接受了抗生素的足量治疗，甚至颈深部的引流术，也仍有脓毒败血症的表现，如高热、胸痛、颈部和前胸部肌肉发紧、肿胀及凹陷性水肿，并有捻发感。若胸膜腔、心包腔受累，或感染经食管裂孔蔓延至上腹部，则有相应部位感染的症状和体征。有时可蚀穿大血管，导致致死性大出血。

（四）实验室检查和特殊检查

1. 血清学检查

白细胞计数和红细胞沉降率升高，纤维蛋白原水平提高。

2. 胸部 X 线摄片

颈部和胸部 X 线检查常显示：①颈后间隙增宽，或许可看到气液面；②气管向前移位；③纵隔气肿，上纵隔加宽；④正常的颈椎前凸消失。若胸膜腔和心包腔受累，则显示胸腔和心包积液的征象。

3. 胸部 CT

所有颈深部感染的患者均应进行胸部 CT 检查，以及早诊断出急性坠入性坏死性纵隔炎。CT 检查能显示纵隔脓肿形成、脂肪层消失、正常纵隔淋巴结消失及不正常的纵隔内气泡。CT 还能明确感染向下，特别是气管隆嵴平面以下蔓延的范围。少量胸腔和心包积液，CT 也能及时发现。

（五）诊断

继发性纵隔感染诊断不难，多有上述明确的起因。有典型的临床表现，胸部 X 线摄片及胸部 CT 提示纵隔内积液及气肿者，应考虑本病。纵隔或胸腔引流出脓性液体则可明确诊断。

（六）治疗

急性纵隔感染需要立即采取有力的措施，若延迟，常造成不可救治的并发症，甚至迅速死亡。

1. 急性坠入性坏死性纵隔炎的治疗

急性坠入性坏死性纵隔炎的治疗主要包括抗生素应用、外科引流及气管切开。应根据需氧菌和厌氧菌的种类及药敏试验选择和调整抗生素。当纵隔感染局限于隆嵴平面以上时，可施行颈前纵隔切开引流术，切口内插入质地柔软的橡胶管和橡皮片，以免磨损纵隔内的大血管。感染若蔓延至隆嵴平面以下，则应施行开胸手术，将纵隔广泛切开、充分引流，这样做才能挽救患者的生命。前纵隔的感染，若颈前纵隔切开引流效果不佳，可进一步考虑施行剑突下引流术。气管切开术适用于有大出血可能的患者，但也有学者认为，所有急性坠入性坏死性纵隔炎的患者均应行气管切开术，以保证呼吸道畅通。近来有学者认为，在用胸腔镜下进行胸部引流较颈部引流好，创伤较胸部切开引流的创伤小。

2. 食管穿孔的治疗

食管穿孔可保守治疗，但多针对一些小的穿孔，常发生于食管狭窄后扩张，因周围有粘连和慢性纤维组织，污染仅局限在食管周围，应严密观察。对于复合穿孔，大的裂口常需紧急的外科处理，直接修补食管穿孔主要取决于局部病理改变和污染情况，一般在 12~36 小时内修补易成功。可用骨肋间肌片、胸膜片和心包脂肪包裹修补。24~36 小时后修补常不易成功，在这种感染重的情况可采用充分的纵隔引流，食管改道和切除，在裂口部放置支架，减少纵隔污染，严重的患者可切除食管，二期重建。

3. 胸骨正中切口纵隔或心脏直视手术后并发的纵隔感染的治疗

（1）开放引流法：这是早年的传统方法，即敞开切口，去除脓液、坏死组织（包括软组织和受累胸骨）、松脱的钢丝和肉芽组织，冲洗创面，纵隔和创口用湿纱布填塞并经常更换，待出现清洁、新鲜的肉芽组织后，再二期缝合切口。其优点是无引流不畅所造成的无效腔，并可随时处理感染灶。但其缺点：①患者的痛苦较大，病程较长；②胸骨移动、胸廓不稳定，影响呼吸功能，易使肺功能不全的患者产生呼吸衰竭或肺部并发症；③胸骨、纵隔组织和心脏长期显露，易使心脏缝线和代用品遭受继发性感染的威胁，常可导致心脏、大动脉切口大出血或心内膜炎等。因此，开放引流法的治疗失败率较高，目前仅适用于纵隔炎出现于手术后 2~3 周胸廓较稳定的患者，以及病情严重合并有骨髓炎而不能耐受麻醉再进行手术的患者。

（2）密闭引流法：近年来，国内外多采用闭式引流法，即打开切口，彻底清创，移除纵隔感染组织和纤维性沉积物，冲洗创面，在切口上端另戳孔置入多侧孔硅胶冲洗管，在心包腔底部（感染累及心包腔）或右心房旁及胸骨后各放置一根乳胶引流管后，一期缝合切口，包括用不锈钢丝牢固对拢缝合胸骨。用无菌抗生素溶液（如庆大霉素 8 万 U 加 500 mL 生理盐水，1 500~2 000 mL/d）或聚维酮碘溶液连接冲洗管，持续冲洗纵隔，引流管接负压吸引装置（−12~−15 cmH$_2$O），保持引流通畅。一般在持续冲洗 3~5 日后，引流液即可由浑浊逐渐转变为清澈，引流量与灌注量趋于平衡，患者全身情况改善，体温逐步下降至正常，多可在 7~10 日内停止冲洗。先拔除冲洗管，1~2 日后再拔除引流管。此法的优点：①能迅速控制纵隔感染，尤其是在胸骨未出现骨髓炎前早期施行效果更好；②无胸骨移动，胸廓稳定性好，可保持良好的呼吸功能；③患者痛苦小，疗程短；④可减少因纵隔暴露和多次换药造成的再次感染，以及由此引起的心脏、大血管破裂出血。其缺点是有可能因引流不畅造成纵隔无效腔。

（3）肌肉充填法：对于纵隔感染侵及胸骨的患者，其胸骨造成了严重的感染，甚至坏死。可部分或全部切除胸骨，同时将胸大肌、腹直肌做部分离断，将肌肉填充到因胸骨切除留下的间隙之中，然后一期缝合。因为腹直肌片由腹壁上动脉供血，所以只有当内乳动脉通畅时该组织片才能使用。当双侧内乳动脉部被用作移植血管或在清创中已被清除时，使用网膜亦能获得成功。因为网膜能促进新血管再生，减轻淋巴结肿胀，提供成纤维细胞以及在关闭胸骨时覆盖所需的软组织，这种治疗进一步地降低了复发率和死亡率，长期维持良好的功能，并且明显缩短住院时间。该法优点是愈合时间短，胸廓稳定性好，良好的呼吸功能，避免换敷料的并发症，减少精神创伤。该法特别适用于慢性、反复性发作的患者。

（七）预后

急性坠入性坏死性纵隔炎的死亡率很高，多数文献报道达 40%。引起死亡的主要原因是严重的败血症、大血管破裂及出血、呼吸衰竭和颅内感染。脓胸、化脓性心包炎及心脏压塞也是致死的原因。

（陈曲海）

第二节　纵隔气肿

纵隔气肿，即纵隔内存在气体的异常聚集。多数患者由于积气量不多，症状轻微，但有少数患者因合并张力性气胸或支气管断裂、食管破裂等，突然发生或大量气体进入纵隔，压迫纵隔内器官，可导致呼吸循环障碍，病情危重且进展迅速，甚至危及生命。

一、解剖

纵隔是左、右纵隔胸膜之间的全部器官、结构和结缔组织的总称。纵隔稍偏左，为上窄下宽、前短后长的矢状位。纵隔的前界为胸骨，后界为脊柱胸段，两侧为纵隔胸膜，下界为膈肌，上界为胸廓上口。胸骨角水平面将纵隔分为上纵隔和下纵隔两个部分，下纵隔又以心包为界分为前纵隔、中纵隔和后纵隔三个部分。纵隔内有许多重要的脏器，上纵隔内有胸腺、出入心脏的大血管、膈神经、迷走神经、食管、气管和胸导管等。前纵隔内主要是结缔组织和淋巴结。中纵隔内有心包、心脏及出入心脏的大血管根部。后纵隔内有胸主动脉、奇静脉、食管、主支气管、迷走神经、胸交感干、胸导管和淋巴结等。

二、病因和发病机制

（一）自发性纵隔气肿

自发性纵隔气肿指纵隔内出现游离气体，但未见到明确的外伤，常由自发性肺组织破裂引起。目前认为，自发性纵隔气肿的发生机制是由于胸膜腔压力增强时，气道内压上升引起肺内压升高，肺周边终末肺泡或肺大疱破裂，引起肺间质气肿，气体使肺血管鞘被膜剥离，沿支气管、血管树至肺门，进入纵隔而形成气肿。自发性纵隔气肿可由多种原因引起，如剧烈咳嗽、严重哮喘、分娩、拔牙等，尤其在原有慢性肺疾病如慢性阻塞性肺气肿、肺大疱、肺间质病变等患者中更易发生。

（二）创伤性纵隔气肿

创伤性纵隔气肿多见于由颈、胸部挤压伤、锐器伤、穿透伤或器械操作损伤，引起肺、食管、气管破裂，导致气体进入纵隔。偶见于腹部、会阴部及直肠外伤穿孔后，气体由伤口经腹膜后间隙、食管裂孔处向上升至纵隔引起纵隔气肿。

（三）医源性纵隔气肿

医源性纵隔气肿是由于一些医疗操作或手术造成的气肿，常见于：①内镜检查，如纤维支气管镜、胃肠镜、腹腔镜、纵隔镜等；②胸部及颈部手术可导致气体沿颈部深肌膜间隙进入纵隔；③人工气腹及腹部手术使得气体经腹腔及腹膜后膈肌裂孔进入纵隔；④机械通气也是较为常见的原因之一，机械通气所用的压力或潮气量过高时易引起肺气压伤，可导致气体进入纵隔，引起纵隔气肿。

三、临床表现

纵隔气肿的临床表现症状与纵隔间隙的气体量、压力、发生速度和原发病等因素有着密切的关系。

（一）临床症状

积气少、起病缓慢者可无明显症状或有一过性胸骨下疼痛和胸闷、颈部不适感。若起病急、积气多者常因纵隔受压而感到胸闷气促、吞咽梗阻以及胸骨后疼痛并向肩臂部放射。若上腔静脉受压严重或伴有张力性气胸，患者烦躁不安，脉速而弱，血压下降，意识模糊甚至昏迷。当合并有继发性纵隔炎时，可出现相关中毒症状，如高热、寒战、呼吸困难等。此外，患者常伴有引起纵隔气肿的一些原发病的相应症状。

（二）体征

体征有：①皮下气肿，颈部、胸腹部以及双上肢可存在皮下气肿，触之有捻发感；②望诊心尖冲动消失；触诊在纵隔内张力较小时无明显异常，当张力较大时触诊则显示语音震颤减弱；叩诊心界缩小；听诊心音遥远、心前区可闻及与心脏搏动同步的特殊摩擦音（即黑曼征，左侧卧位时听诊较明显）；③当上腔静脉被压迫时可出现呼吸困难、发绀、颈静脉怒张、奇脉等体征。

四、辅助检查

（一）胸部 X 线检查

胸部正位片显示在后前位可见纵隔影增宽，纵隔两旁可见狭长的气体阴影，沿纵隔侧上升至颈部软组织，在下颈部气体表现为斑块阴影，并向外延伸，成为胸外壁的皮下气肿，纵隔胸膜内的结缔组织中有多发的不规则的透亮区或条索状透亮气带，以纵隔左上缘最为明显，与心脏间有纵向线条样透亮气带相隔开。在侧位像上，可见胸骨后、心脏后以及上纵隔有游离气体，后纵隔结构尤其是主动脉弓影异常清楚。

（二）胸部 CT 检查

胸部 CT 检查可显示环绕纵隔内的气体密度线条状影，纵隔胸膜向肺野方向推移。纵隔内空气常向上沿颈筋膜间隙向胸部皮下扩散，产生皮下气体密度影。

五、诊断和鉴别诊断

（一）诊断

纵隔气肿的诊断除临床表现外，主要依据是影像学检查。当纵隔积气少或伴有气胸时，容易被肺部原发疾病掩盖而漏诊。临床上突然出现的胸骨后痛、呼吸困难加重、发绀、平喘药物治疗无效时，应考虑继发性纵隔气肿，及时进行影像学检查。X 线检查显示纵隔两侧出现透亮带可做出诊断，胸部 CT 检查更能明确诊断。

（二）鉴别诊断

自发性纵隔气肿患者易误诊为心绞痛、心肌梗死、肺栓塞、胸膜炎、纵隔肿瘤、夹层动脉瘤等疾病，应仔细检查，心电图、心脏彩色多普勒超声检查有助于鉴别诊断。心绞痛者也可做冠状动脉造影，其他疾病经 X 线或 CT 等影像学检查可鉴别。

六、治疗

根据纵隔气肿引起的不同临床症状，采取不同的治疗方法，目前常采用的 4 种治疗方法为：①无症状或轻微症状的纵隔气肿不需特别处理，只需采取休息、止痛、吸氧、抗炎、平喘等对症处理以及针对原发病治疗，同时密切观察；②对于非张力性纵隔气肿，可予以颈部及胸部皮下组织积气区域留置粗针头排气；③若纵隔积气量大，压力高或为张力性纵隔气肿，导致纵隔内器官受压严重出现呼吸及循环系统障碍，可于胸骨柄上窝 2~3 cm 处做一横切口，剥离气管前筋膜，排气减压；紧急情况下也可紧贴胸骨左缘第 2 肋间针刺排气，待症状缓解后，应积极治疗原发病，防止气体继续进入纵隔；④治疗原发疾病，如控制支气管哮喘的发作，对于一些外伤引起的气管、支气管、食管或腹部胃肠破裂等则予以相应治疗。

（陈曲海）

第三节　纵隔肿瘤

一、纵隔神经源性肿瘤

神经源性肿瘤是纵隔中多见的肿瘤之一，可来自交感神经节、副交感神经节和周围神经，如肋间神经、迷走神经和交感神经。一般可分为 4 类：①神经鞘瘤；②神经纤维瘤；③神经节细胞瘤、神经母细胞瘤、神经节母细胞瘤；④副神经节瘤。

多数（75%）纵隔神经源性肿瘤是良性的，主要来自周围神经，如神经鞘瘤和神经纤维瘤或两者混合。恶性发病率的高低依病例选择而异，某医院 30 年来外科治疗纵隔神经源性肿瘤 68 例，恶性 3 例，占 4.4%，而某儿童医院收治恶性纵隔神经源性肿瘤较多。另外，某些良性神经源性肿瘤可发生恶性变。

纵隔神经源性肿瘤多数位于后纵隔，少数可发生在前纵隔，而前纵隔内神经源性肿瘤更多为恶性。

（一）神经鞘瘤

神经鞘瘤来自神经鞘的施万细胞，生长缓慢，包膜完整，肿瘤与神经根相连。恶性神经鞘瘤较少，多数神经鞘瘤为良性，由成熟的分化良好的施万细胞组成，约占纵隔神经源性肿瘤的 50%。

神经鞘瘤多见于 30～40 岁的成年人，偶见于儿童，肿瘤多来自肋间神经，并且可经过椎间孔侵入椎管内，形成哑铃状肿瘤。胸部 X 线摄片可发现位于后纵隔圆形或卵圆形密度均匀边缘锐利的团块形，少数出现于前纵隔。部分肿瘤影内可见局灶性钙化和囊性变，有时侵蚀肋骨或椎骨。胸部 CT 能显示肿瘤大小、部位以及胸壁、纵隔受侵的程度，也可显示其通过肋间隙或椎间隙呈哑铃状形态。MRI 能从三维方向显示肿瘤与周围脏器的关系，有特殊的价值。

神经鞘瘤多为单发，如果是弥漫性的神经纤维瘤病时，可以多发。有 1 例弥漫性神经纤维瘤患者，手术切除来自迷走神经的多个神经鞘瘤。大多数神经鞘瘤患者无症状，在体检发现，可能有的症状为胸痛，大的肿瘤可有呼吸道症状和食管受压症状。当有神经系统症状时，如脊髓受压、声嘶、霍纳综合征、肋间神经痛或臂丛神经痛，并不意味着其为恶性。

病理上，神经鞘瘤有完整包膜，与起源的神经紧密相连，肿瘤切面质硬，呈灰白色或粉红色，偶尔可见钙化和囊性变，其包膜内有神经外膜，即最外面的神经鞘。

由于多数神经鞘瘤是良性的，外科切除可以治愈。仅有少数病例报告良性神经鞘瘤发生恶性变。

（二）神经纤维瘤

神经纤维瘤是由神经细胞和神经鞘组成的，文献报道，它占纵隔神经源性肿瘤的第一位。它可以是胸内孤立性肿瘤，也可以是弥漫性神经纤维瘤病的表现之一，即皮肤色素沉着和皮下或身体内多发神经纤维瘤。

同神经鞘瘤一样，神经纤维瘤也多见于中年患者的后纵隔，呈良性生长方式，性别分布无差别，由于生长缓慢多在体检时偶然发现。其临床表现亦同神经鞘瘤。

神经纤维瘤质地柔软，界限清楚，切面灰白半透明，与起源的神经干相连接，多呈圆形或梭形肿胀，肿瘤边缘一般见不到残留的神经，受累的神经消失在肿瘤的组织内，有时神经纤维瘤可推挤周围组织形成假包膜，它无真正包膜，但有时有黏液变性成分。

神经纤维瘤和神经鞘瘤的胚胎来源相同，神经纤维瘤由周围神经细胞、施万细胞和轴突组成，神经鞘瘤只由施万细胞组成，两者表现和生长部位大体相同，故临床上鉴别颇不容易，确切的诊断有赖于病理检查。神经纤维瘤无真正包膜，其肿瘤细胞组织疏松，胶原纤维成束且有透明变性，间质内为黏液样成分，神经纤维瘤很少囊性变。神经鞘瘤有完整的包膜，其肿瘤细胞密集，胶原纤维少不成束，间质为非黏液样成分，且多有肿瘤囊性变。

实质性神经纤维瘤是良性的，外科切除可以治愈，一般无复发。在弥漫性神经纤维瘤患者中，胸内神经纤维瘤可以多发，临床处理较为困难，其原因是肿瘤不能完全切除，其次肿瘤有高度恶性变危险。

（三）来自后纵隔交感神经链节细胞的肿瘤

来自后纵隔交感神经链节细胞的肿瘤，有良性和恶性之分。神经节细胞瘤：良性、分化好，主要由成熟的节细胞和施万细胞组成。神经母细胞瘤：分化极差，是高度恶性的肿瘤，由相似于胎儿肾上腺髓质的原始母细胞组成。神经节母细胞瘤：恶性，除了神经母细胞瘤成分，还有成熟的神经节细胞。

1. 神经节细胞瘤

神经节细胞瘤多发现在 3 岁以上的儿童和青年人的后纵隔和腹膜后，很少见于 2 岁以内的儿童。神经节细胞瘤可以开始即是神经节细胞瘤，也可以是神经母细胞瘤逐渐分化成熟为神经节细胞瘤。其临床特点是肿瘤较大，多有症状，可有霍纳综合征、虹膜异色症，是肿瘤侵犯颈交感神经节所致，此种肿瘤具有家族遗传性。

X 线表现的特点是肿瘤大，边缘光滑清晰，常有条纹状钙化区，它很少侵犯椎管内呈哑铃状，但是可以有轻度肋骨侵蚀和破坏。

良性神经节细胞瘤完全切除后可以治愈，个别报告显示，神经节细胞瘤发生恶性改变。

2. 神经母细胞瘤

神经母细胞瘤是最常见的早期儿童纵隔内恶性肿瘤，好发于 5 岁以下的儿童，尤其是 2 岁以下的婴幼儿。神经母细胞瘤最多来自肾上腺，也可以来自肾上腺以外的交感神经节，纵隔内神经母细胞瘤占 16%，在全部纵隔神经源性肿瘤中占 6%。神经母细胞瘤可为先天性，常有家族史，偶可合并染色体异常。它来自神经嵴衍生的细胞，故可有胺前体摄取和脱羧（APUD）系统细胞的各种特点。

神经母细胞瘤的症状与体征较多，如霍纳综合征、虹膜异色症、活动能力差、脑病、肌痉挛、斜视、共济失调、白斑、关节痛、皮质醇增多症、重症肌无力、慢性腹泻以及各种先天性畸形等。

X 线表现的特点为肿块边缘不甚清楚，常有细条纹钙化，多有肋骨侵蚀和破坏，且可侵入椎管内呈哑铃状。

神经母细胞瘤恶性程度高，预后差，2 年存活率为 25%。预后取决于多种因素，如患儿的年龄、疾病分期、肿瘤部位以及分化程度等。1 岁以内的患儿预后好，切除后 50% 可以治愈。Evans 提出肿瘤分期，Ⅰ 期肿瘤局限在起始部位，Ⅱ 期肿瘤已有浸润或转移到同侧淋巴结，Ⅲ 期肿瘤超过中线侵犯对侧胸膜腔，Ⅳ 期肿瘤远处转移到骨、皮肤、肺、脑。依其分期 Ⅰ 期存活率为 80%，Ⅳ 期为 4%。位于纵隔的神经母细胞瘤预后优于肾脏的神经母细胞瘤。肿瘤内含有大量节细胞成分，有玫瑰花团及神经纤维物质的预后最好，缺乏以上这些成分的预后差。

神经母细胞瘤有自行性退化或逐渐分化成熟为神经节细胞的特点，先天性肿瘤中，此种变化更为常见。

Ⅰ 期、Ⅱ 期神经母细胞瘤可以施行单纯手术切除，不能完全切除者可辅以放射治疗。Ⅳ 期患者即使加用化学治疗其效果亦不佳。

3. 神经节母细胞瘤

神经节母细胞瘤为已经分化的神经母细胞瘤，同时存在有不同分化程度的大量神经元细胞及神经纤维细胞外物质。其细胞学特点介于神经母细胞瘤和神经节细胞瘤之间，预后远比分化差的神经母细胞瘤好。

(四) 副神经节瘤

副神经节瘤分两类：嗜铬细胞瘤和化学感受器瘤。嗜铬细胞瘤有分泌儿茶酚胺的特点，化学感受器瘤只有感觉神经供给，不嗜铬，无分泌功能，此两种肿瘤均属 APUD 系统的肿瘤。

纵隔化学感受器瘤常来自上纵隔主动脉体、迷走神经体、肺动脉体的化学感受器，也可来自主动脉旁交感神经的副神经节。此种肿瘤发生率不高，女性偏多，诊断时患者多在 30~40 岁，合并 APUD 综合征时可有家族性倾向。恶性化学感受器瘤的发生率，因随诊时间长短而异，其发生率为 6%~30%。文献表明，化学感受器瘤细胞形态与其良性或恶性过程无明显关系。

嗜铬细胞瘤可出现在腹内，也可发生在胸内，纵隔嗜铬细胞瘤占全身嗜铬细胞瘤的 1% 左右，多见于 20~40 岁成年男性。嗜铬细胞瘤的特点是分泌儿茶酚胺，但是肾上腺以外的嗜铬细胞瘤很少有分泌活性。嗜铬细胞瘤的良恶性诊断取决于临床过程以及转移，并不取决于显微镜下肿瘤细胞的形态特征。

50%的纵隔化学感受器瘤无症状，多为体检时发现上纵隔有阴影。症状多为肿瘤压迫附近脏器所致。化学感受器瘤可以多发，也常合并胃平滑肌肉瘤、肺软骨瘤。X线表现肿瘤大小变异较大，主动脉体瘤紧靠大血管和心底部，常与血管结构分辨不清，即使是胸部CT有时也难以定位，此时血管造影和MRI有助于诊断和定位。多数纵隔化学感受器瘤属良性肿瘤，仅13%为恶性，可转移到骨骼系统或其他器官。完全切除可以治愈，但有时因肿瘤紧紧黏附于大血管完全切除往往不可能，术后放射治疗可以起到一定的作用，但效果不恒定，化学治疗很少有效。良性化学感受器瘤预后佳，恶性者预后差，其平均存活期为6年。

嗜铬细胞瘤的特征为高血压，但也有血压正常的患者。所谓"静止"的肿瘤，为未能测出有分泌功能的嗜铬细胞瘤，外科手术死亡率明显提高，因此临床上应注意在无症状的纵隔肿瘤中，应想到有嗜铬细胞瘤的可能。在切除术后亦需密切观察。当然有高血压的嗜铬细胞瘤患者术前应予以普萘洛尔、酚妥拉明等药物，以保证手术过程顺利及控制术后低血压期，有心动过速或心律失常的患者应用β受体阻滞剂亦很重要。和化学感受器瘤一样，良性嗜铬细胞瘤预后好，恶性者预后差。

（五）神经鞘来源的恶性肿瘤

神经鞘来源的恶性肿瘤主要包括恶性神经鞘瘤和恶性神经纤维瘤，该肿瘤曾有许多名称，包括恶性施万细胞瘤、神经源性肿瘤和神经纤维肉瘤，但以神经鞘来源的恶性肿瘤更为恰当。神经鞘来源的恶性肿瘤占纵隔恶性肿瘤的0.5%~7%，常在后纵隔，个别也可在前纵隔。

神经鞘来源的恶性肿瘤常是孤立的纵隔肿瘤或是神经纤维瘤病的一种表现，常发生于年轻男性，有的也出现于接受放射治疗的乳腺癌或其他恶性肿瘤的患者。

临床无特殊表现，可有疼痛、呼吸困难、声嘶、吞咽困难、脊髓受压、霍纳综合征、上腔静脉梗阻综合征、低蛋白血症等，主要因肿瘤增大而导致压迫症状。X线表现为占据一侧胸腔内的巨大肿物影，使邻近器官移位，也可侵犯邻近骨骼，甚至扩散到颈部。

对诊断神经鞘来源的恶性肿瘤的标准常有争论，有学者提出至少有以下特点中1项可诊断：①起源于主要大神经；②在弥散性神经纤维瘤病患者中，肿瘤起源于神经或软组织；③电子显微镜下有许多施万细胞分化的特点；④肿瘤细胞内有S100蛋白存在。

神经鞘来源的恶性肿瘤侵犯性强、恶性程度高、容易转移到肺或其他器官，也易局部复发，故一经诊断即应彻底进行外科手术治疗，放射治疗或化学治疗对肿瘤的作用尚无定论。实质性神经鞘来源的恶性肿瘤5年存活率为75%，合并神经纤维瘤病时预后更差，肿瘤复发率可达78%，5年存活率仅15%~30%。

（六）神经源性肿瘤的诊断与治疗

诊断主要依靠胸部X线摄片检查，良性者外观呈界限清楚的致密影，恶性者形态变化较大。胸部CT检查可以显示肿瘤的确切位置及与周围脏器的关系，确定有无哑铃状肿物的存在，尤其应用对比增强时可清楚地与周围脏器结构相鉴别。食管钡餐造影检查用以与食管病变区别。神经母细胞瘤和嗜铬细胞瘤患者尿中儿茶酚胺含量可能升高，但纵隔内神经母细胞瘤较腹内神经母细胞瘤儿茶酚胺含量升高较少。脊髓造影可以表明神经源性肿瘤有无侵入椎管内。

纵隔神经源性肿瘤的良恶性仅根据影像学检查肿物的形态与部位难以确定，主要依靠病理检查，许多纵隔神经源性肿瘤需要开胸手术才能确定诊断。一般来讲，良性肿瘤可以完全切除，当有哑铃状肿物椎管内受侵时，最好先进行椎板切开，以切除椎管内的肿瘤，以免椎管内出血、脊髓受损伤、脑脊液漏或遗留部分肿瘤组织。然后再开胸切除纵隔的肿瘤。位于胸腔顶附近的神经源性肿瘤，手术摘除时有可能损伤臂丛神经。对于来自迷走神经的神经纤维瘤或神经鞘瘤，应尽力游离出迷走神经，避免过度牵拉以防损伤喉返神经。

恶性肿瘤中神经母细胞瘤经常不能完全切除，有报道1岁以内的神经母细胞瘤预后较好，某些情况下神经母细胞瘤有自发性成熟和（或）退变。因此，对巨大的不能切除的神经母细胞瘤，手术时就予以银夹标记，以帮助术后放射治疗和记录肿瘤的消退和增长，这样的肿瘤放射治疗后再进行手术有可能切除。纵隔神经母细胞瘤手术加放射治疗和化学治疗可使部分病儿存活3~10年，在积极治疗下，儿童纵隔神经母细胞瘤有转移时，其预后也较发生在其他部位者佳。

二、纵隔干细胞肿瘤

纵隔干细胞肿瘤，即原发于纵隔的干细胞肿瘤。干细胞是存在于机体组织的一类原始状态细胞，它们能够进行自我复制和具有多向分化潜能。纵隔干细胞肿瘤实际是以前所谓的"生殖细胞肿瘤"。国际上常分为3类：①良性生殖细胞肿瘤，包括表皮样囊肿、皮样囊肿和良性畸胎瘤；②精原细胞瘤；③非精原细胞瘤。

（一）良性生殖细胞肿瘤

1. 分类

良性生殖细胞肿瘤包括表皮样囊肿、皮样囊肿和良性畸胎瘤，三者的区别在于所含的胚胎胚层不同：表皮样囊肿含外胚层，皮样囊肿含外胚层和中胚层；良性畸胎瘤含外、中、内三种胚层。

2. 流行病学特点

良性生殖细胞肿瘤发病占所有纵隔肿瘤的5%～10%。没有性别差异。年轻人多见，约50%的患者发病年龄在11～30岁。绝大多数分布在前纵隔，仅3%～8%发生于脊柱旁区域。

3. 病理

肿瘤大体表现为囊性、实性或囊实性肿物。多有包膜，但与周围组织粘连紧密。肿瘤因所含具体胚层的数量不同可包含相应胚层发育的组织，如头发、牙——外胚层，骨骼、脂肪、肌肉——中胚层，呼吸道或胃肠道上皮——内胚层。若发现肿瘤含有未分化成熟的组织成分，则诊断考虑为恶性，不能诊断为良性生殖细胞肿瘤。

4. 临床表现

因肿瘤生长缓慢，多数没有症状，有症状者肿瘤体积则较大。最常见的症状为胸痛，其次为呼吸困难、咳嗽等，多由肿瘤压迫引起。肿瘤可穿透周围组织，如肺、胸膜和心包，甚至极少数情况下咳出毛发、皮脂。

5. 辅助检查

胸部X线摄片表现为前纵隔肿物，较大，边界清楚，少数情况下可发现其内有钙化。胸部 CT 发现囊实性肿物，壁厚，多种密度混杂，若发现有规律的钙化和脂肪密度则有利于此症的诊断。

6. 诊断和鉴别诊断

胸部影像学发现前纵隔囊实性肿物，较大，壁厚，多种密度混杂，或有规律的钙化，则可高度怀疑此症。

与其他前纵隔肿瘤相鉴别：胸腺肿瘤（位置多在上纵隔，很少侵入肺，少数有重症肌无力）、恶性生殖细胞肿瘤（甲胎蛋白、人绒毛膜促性腺激素、癌胚抗原数值升高，外侵纵隔明显）、淋巴瘤（肿物结节感明显，多发淋巴结增大）。

7. 治疗

选择手术切除。需切除肿瘤和受累及的组织。切口选择因病变而异。肺是最常累及的组织，通常粘连紧密，但术后病理报告中多认为显微镜下未侵及，因此多需耐心、细致分离，分离困难则局部切除，如果累及支气管则需切除相应肺段或肺叶。注意保护纵隔、肺门的重要血管、神经组织（如膈神经）。若肺受长期压迫，术中加压通气不能复张，则也应切除。

8. 并发症

很少见。如膈神经损伤。

（二）精原细胞瘤

1. 流行病学特点

精原细胞瘤占全身精原细胞瘤的 3%～5%，占纵隔恶性生殖细胞肿瘤的 40%～50%。

2. 病理

大体形态典型表现为缓慢生长，肿瘤体积较大（直径平均 5 cm），分叶，其内多有坏死、出血。约 50% 有包膜，钙化少见。含有囊性结构者罕见。

显微镜下表现为单一的睾丸精原细胞瘤细胞，但细胞被膜呈现为相互分离的巢状结构。细胞体积较大（15～30 μm），呈圆形或多角形，细胞间界限不清。细胞质轻度嗜酸性，细胞核向一侧突起，核呈圆形或椭圆形。纤细的结缔组织膜将细胞分隔成小叶状。核分裂象很少见，但可伴有淋巴细胞等炎症细胞浸润。

免疫组织化学显示胎盘碱性磷酸酶（PLAP）高表达，极少表达 β-人绒毛膜促性腺激素（β-HCG），不表达甲胎蛋白（AFP）。尤其是 AFP，对于排除非精原生殖细胞瘤是十分重要的。

3. 临床表现

绝大多数见于 20~40 岁男性。约 80% 有症状，但非特异性，可有胸痛、咳嗽、呼吸困难，发热，或体重减轻等表现。多因肿瘤压迫周围器官所致。60%~70% 发现时即有远处转移，如骨、肺、肝、脾、脊柱或脑。

4. 辅助检查

胸部 X 线摄片首先获得前纵隔肿物的整体印象，但可能漏掉小的肿瘤。胸部 CT 显示前纵隔较大的质地均匀肿物，有时可见淋巴结转移或胸内转移。

血浆肿瘤标志物的测定对于精原细胞瘤的诊断、治疗和随访是非常重要的。如果是年轻男性出现前纵隔肿物，应常规检测血 β-HCG 和 AFP 水平。仅 10% 的精原细胞瘤有 β-HCG 水平的轻度升高；若 β-HCG 水平重度升高，则怀疑混合型精原细胞瘤。而乳酸脱氢酶水平对于此症的诊断无关紧要。

体格检查和二维超声检查检查睾丸是十分必要的。

通过外科手段（纵隔镜或胸腔镜）获得组织对病理学诊断通常是有益的，但目的仅是使诊断准确而已。

5. 诊断和鉴别诊断

年轻男性前纵隔大的质地均匀的实性肿物，首先考虑此症。结合血浆 β-HCG 和 AFP 水平，诊断基本成立。

鉴别诊断需考虑：良性畸胎瘤（质地不均，多含有囊性成分）、恶性胸腺瘤（位置更高，肿瘤似有结节融合感，外侵较压迫症状明显）、非精原细胞瘤或混合型精原细胞瘤（血浆 β-HCG 和 AFP 水平）、淋巴瘤（发热，淋巴结融合感）。治疗前的组织病理学诊断非常必要。

6. 治疗

化学治疗效果很好，通常不需要手术切除或放射治疗。化学治疗完全缓解率在 90% 以上，方案以铂类为主，与博来霉素、依托泊苷（足叶乙甙）或长春新碱联合使用。5 年生存率通常可达 70%~85%。放射治疗效果不如化学治疗，通常不作为一线治疗手段。手术切除仅适用于化学治疗、放射治疗出现耐药且估计能完整切除的情况下。

（三）非精原细胞瘤

1. 流行病学特点

绝大多数见于青年男性。文献报道中部分以前诊断为纵隔分化差的癌，经染色体检查后，改诊断为生殖细胞瘤的某一特殊类型。约占纵隔恶性生殖细胞瘤的50%。

2. 病理

组织类型按发生率高低顺序排列依次为畸胎瘤、卵黄囊瘤、绒毛膜癌和胚胎癌。可有少数混合类型。

与睾丸的非生殖细胞瘤相鉴别：后者很少有纯的内胚窦瘤，胚胎瘤的发生率较高。

3. 临床表现

特点是局部生长快和早期发生远处转移。诊断时多有纵隔受压或受侵症状。85%~95%的患者全身有至少1处的远处转移。常见的转移部位为肺、淋巴结（锁骨上、腹膜后）。转移至肝、骨、脑较少。含有绒癌成分者可出现严重的颅内出血。少数患者有乳房发育，体重减轻，发热或虚弱，较纯精原细胞瘤常见。

4. 辅助检查

胸部 X 线摄片表现为前纵隔巨大肿物。较纯精原细胞瘤，胸部 CT 发现肿瘤内常见出血和坏死。包膜血供丰富。

近90%的肿瘤有人绒毛膜促性腺激素（HCG）或 AFP 升高。AFP 升高时，即便是活检病理认为是纯精原细胞瘤，也应按非精原细胞瘤治疗。纯精原细胞瘤很少，HCG 高于 100 ng/mL，若出现此类情况，也应按非精原细胞瘤处理。

5. 诊断和鉴别诊断

根据前纵隔的巨大肿物，纵隔受压或远处转移，以及血 HCG 或 AFP 升高（与纯精原细胞瘤相鉴别），诊断多可成立。少部分患者并发血液系统恶性肿瘤。

6. 治疗

以化学治疗为主，采用含铂类的方案，如博来霉素、依托泊苷和顺铂联合应用化学治疗4个周期。化学治疗后有必要复查胸部和腹部 CT 及血 HCG 和 AFP。

对于有残余肿瘤且血 HCG 和 AFP 正常的患者，外科手术切除是必要的。化学治疗后肿瘤缩小较慢，手术治疗时机多在化学治疗结束后 2~3 个月。手术切除的标本中仍可见肿瘤细胞（无论是良性还是恶性），均需再化学治疗 2 个周期。

对于血 HCG 或 AFP 仍然升高者，外科手术切除是不明智的。

（陈曲海）

第八章

肺疾病

第一节　肺囊肿、肺大疱

　　广义上来讲，肺囊肿指的是位于正常肺组织内的异常囊腔，含气或不含气。可为先天性或者后天获得性。本节讨论的肺囊肿是指先天原因导致的、位于肺组织内的异常囊腔。

　　先天原因导致的发生于肺部的囊肿，根据胚胎发生的不同又可分为两类。一是属于肺芽畸形的先天性肺囊肿，是一种局部肺实质发育异常。它有许多临床和病理学表现，学术界对这一组畸形了解较少，对不同囊肿的胚胎学、病理学、病因学以及命名仍有争议。主要指先天性支气管肺囊肿，囊壁结构为支气管组织，根据囊肿数目可分单发和多发两种；根据部位可分为中央型和周围型。二是属于支气管肺前肠畸形的支气管囊肿。

一、先天性肺囊肿

（一）流行病学特点

　　先天性肺囊肿发病率极低，仅 0.03% 左右。

（二）病因和发病机制

　　先天性肺囊肿的形成与肺芽发育障碍有关，是由于部分肺芽在发育过程中发育停滞。胚胎时期，由原肠发出肺芽，在胚胎第 4 周开始分支，左侧 2 支，右侧 3 支，成为肺叶的基础。各支再继续多次分叉，发展成气管树，其远端变大形成肺泡。肺芽在开始是索条状组织，逐渐演变成管状。如果胚胎发育发生障碍，索条状结构不能演变为管状，远端的原始支气管组织与近端组织脱离，渐渐形成盲管，管腔内的分泌物不能排出，而积聚膨胀形成内含黏液的囊肿。根据肺芽发育障碍的时间和部位的不同，形成单发或多发的囊肿。如果肺芽索条状结构在未分支之前形成囊肿，即成为单发、孤立的肺囊肿；在分支之后形成囊肿，则形成多发性肺囊肿。有的在一个肺叶或多个肺叶形成蜂窝状的多囊肺。

发生在气管或大支气管分支阶段的囊肿，多半位于纵隔内；发生在较小支气管者，则位于肺组织内。囊肿形成后未与支气管相通者，囊腔内充满黏液，称为液囊肿或闭合囊肿；如果与支气管相通，通道较细，囊内黏液一部分排出，同时气体进入囊腔者，液体和气体同时存在于囊内，称为气液囊肿；如黏液全部排出、囊内完全被气体充盈者，则称为气囊肿或开放囊肿。

先天性肺囊肿的囊壁厚薄不一，内层由柱状或假复层纤毛上皮细胞组成。囊肿起源的部位决定了囊壁的组成成分：起源于肺泡管近端支气管结构的囊肿含有支气管腺、平滑肌，偶尔有软骨，内覆立方状或纤毛柱状上皮；起源于肺泡管远端的囊肿为薄壁肺泡囊肿或气囊样囊肿。如果发生继发感染，则可为扁平上皮所覆盖，部分可为炎性肉芽组织；外层为结缔组织。有的找不到黏液及软骨，但有明确的柱状及假复层纤毛上皮细胞等组织结构，这是因为囊肿发生在接近肺泡的末梢支气管的缘故，故仍诊断为先天性肺囊肿。因为肺囊肿无呼吸功能，所以囊壁组织无炭末沉着，这也是先天性肺囊肿的一个特点。但此特点并无特异性，并不能绝对排除其他疾病所致的继发性囊性病变，如慢性肺脓肿可以只留下内衬面光滑的单房性大囊肿。

（三）临床表现

根据肺囊肿的大小、数目、对邻近脏器的影响程度，有无感染及破裂等并发症的存在，而表现不同的症状。较小的闭合性囊肿，无继发感染者，常无症状，多在 X 线检查时偶尔发现；较大囊肿可压迫周围组织，引起胸痛、咳嗽、呼吸困难。有的小儿患巨大肺囊肿，占满一侧胸腔，或因患儿猛烈啼哭，或成人因外伤使囊肿破裂，形成张力性气胸，则发生严重呼吸困难、发绀。如果囊肿继发感染，则出现高热、咳嗽、咳脓痰、咯血等，类似支气管扩张、肺脓肿的症状。体格检查时，较大含液囊肿，局部叩诊为实音，含气囊肿则为鼓音，听诊呼吸音减弱或消失。

巨大的囊肿与相通的支气管有活瓣作用，形成张力性囊肿时，是肺囊肿的一种并发症，常发生于婴儿期和较早儿童期，症状突然发作，出现喘息、呼吸困难和发绀。张力性囊肿与气胸不易鉴别，在引流时肺囊肿不塌陷。

（四）实验室检查和特殊检查

实验室检查常无特异性结果，若合并感染可有白细胞计数升高。

X线检查：不同类型有不同的X线特征。单发和多发肺囊肿为圆形或卵圆形密度均匀的致密阴影。根据与支气管相通的情况，囊内有气液面或薄壁气囊阴影，边缘光滑锐利，周围肺组织无浸润现象，深呼吸变换体位时，囊肿的形态及大小可能改变。张力性囊肿，不仅挤压周围肺组织，而且压迫纵隔向健侧移位。

（五）诊断和鉴别诊断

诊断主要由病史和影像学检查得出。需鉴别诊断的疾病如下。

1. 肺大疱

婴幼儿在金黄色葡萄球菌所致的肺炎中，因肺的支架结构断裂及支气管末端梗阻，出现活瓣作用而在肺内形成透亮囊性阴影时，应考虑为肺大疱。肺大疱的大小及位置可发生变动。肺大疱的壁甚薄，边缘模糊，多为单发。疱内极少有液平面，多位于肺的深部，肺炎痊愈后可自行消退。

2. 先天性膈疝

先天性肺囊肿可误诊为肺膈疝，而错误地做开胸探查术，应仔细阅读胸部X线摄片进行鉴别。膈疝在胸部X线摄片中呈透亮像，从胸腔到腹腔有连续性；反之，肺囊肿有膈肌相隔，并不相连。胸膜裂孔疝，有时在胸内形成局限性的透亮像，须特别注意鉴别。

3. 结核性净化空洞

可为薄壁空洞，形似囊肿。结核空洞多在上叶肺内，空洞周围有结核浸润阴影，邻近常有卫星病灶。

4. 肺脓肿净化空洞

多为不整形，壁较厚，周围有浸润阴影，多发者少，好发于下叶肺。支气管造影，可见支气管有扩张屈曲狭窄，临床上有发热、咳脓痰、咯血等病史。

5. 肺隔离症

多在下叶肺后基底段内，为单个或多个圆形或卵圆形囊肿，与支气管相通时可见液平面，X线表现与肺囊肿基本一致，但隔离肺组织供血动脉来自降主动脉，做降主动脉造影可明确诊断。

在此须提及的是多发性肺囊肿也可见于发育代谢性疾病，如肺囊性纤维化，患者肺部有黏稠的分泌物阻塞支气管引起肺不张、阻塞性肺气肿，以及反复的肺部感染并发支气管扩张，从而可导致肺组织发生病理性囊性改变和纤维化。

（六）治疗

肺囊肿易并发感染、出血、肺炎、张力性气胸、胸膜炎等。明确诊断后，不论囊肿大小，都应积极采取外科治疗。有感染者应在控制感染后手术。

肺切除是手术方式之一，亦可施行囊肿切除术，应尽可能保留正常肺组织。较小的单发肺囊肿，可做肺段切除术，靠近肺边缘者，可采用囊肿切除术或楔形切除术。囊肿较大者或多发性囊肿，做肺叶切除术，多发性囊肿累及全肺时，做全肺切除术。

（七）预后

手术切除是治疗肺囊肿的唯一方法，预后较好，但若该患者囊肿巨大，术后肺功能的恢复可能需要一段时间。

二、支气管囊肿

（一）流行病学特点

支气管囊肿在临床上少见，常无临床症状。

（二）病因和发病机制

支气管囊肿属于支气管肺前肠畸形的范畴，囊肿形成来源于原始前肠的异常发芽，或当其从前肠以憩室状发出后脱离了气管支气管树。支气管囊肿发生在支气管形成之前，故可以生长在纵隔或肺内。支气管囊肿的部位：大部分局限于纵隔内（65%）。余下的局限于以下部位：肺实质（27%）、下肺韧带（8%）。发生在纵隔者可能很接近气管隆嵴、主支气管、气管、食管或心包。如果阻塞了气管隆嵴部位将产生严重症状，而且定位较困难，直至切开纵隔胸膜并向前牵开才能显露支气管囊肿。支气管囊肿占全部纵隔肿物的 10%~15%，其发病率为 1：40 000 到 1：600。

支气管囊肿准确的胚胎学发病机制尚未明确，但由肺的生长发育中我们可以知道，呼吸系统是由原肠的一个憩室发展而来的。有些有关支气管囊肿的假设认为其产生机制是憩室发育不全和原始肺芽从原肠上脱落。因为起源于原肠，所以支气管囊肿可以被覆纤毛柱状上皮或鳞状上皮组织。这两种上皮均具有可分泌黏液的支气管腺体，可使囊肿内充满高压黏液，故可以压迫组织周围，特别是气管的膜部或支气管，引起严重的呼吸道梗阻。支气管囊肿壁内还可能包括局灶性透明软骨和（或）平滑肌等，多位于纵隔中部隆突附近。如果囊肿形成于妊娠早期，那么它往往是由异常肺芽形成的中央型囊肿；如果形成于妊娠晚期者，则可能形成周围肺实质内的囊肿，并且往往经支气管与外界相交通。

（三）临床表现

从婴幼儿到成人都可以发生支气管囊肿，临床症状各不相同。大多数患病新生儿表现为威胁生命的呼吸道梗阻，必须紧急进行手术治疗以挽救生命。稍大的儿童和成人症状较轻，他们往往通过影像学检查偶然发现纵隔肿物呈支气管阻塞征象而得以诊断。

发生于纵隔的支气管囊肿常见的主诉是胸痛、咳嗽导致的呼吸困难、发热、咳脓痰、食欲减退和吞咽困难，而病变在纵隔的患者症状更严重些；肺内囊肿的患者中症状常见为咳嗽、发热、呼吸困难和咳脓痰。两组中咯血均不常见。

支气管囊肿引起的呼吸道梗阻多发生在颈部，这种梗阻易发于婴幼儿且多伴有急性呼吸性症状。横跨膈肌的支气管囊肿或表现为锁骨上肿物的支气管囊肿亦有文献报道。

支气管囊肿好发于 1 岁以下的幼儿，特别是新生儿，通常引起严重的气道梗阻造成呼吸困难、呼吸急促、三凹征、鼻翼翕动和末梢肺气肿。在这个年龄段，病变几乎全部发生在纵隔。如果支气管囊肿直到儿童较大或成人期才得以诊断，往往是因为没有严重的呼吸道压迫症状，而胸痛、咳嗽、发热和咳脓痰是常见的症状。约33%年龄较大的患者可以完全无症状。

（四）实验室检查和特殊检查

实验室检查无特殊异常。

影像学检查：支气管囊肿最常表现为密度均匀的水密度阴影。胸部 X 线摄片的确诊率为80%~90%，作为首选检查效果很好。目前，CT 检查是最佳确诊方法，诊断的准确率几乎达100%。胸部 CT 主要表现为界限清楚的单房或多房性肿块，偶尔囊肿内充满气体，提示与支气管有交通。

支气管镜也是支气管囊肿的有效检查手段之一，它可以发现支气管的受压，有时发现囊肿与支气管树以瘘管相交通的证据，可以直接发现瘘管或仅看到引流到支气管中的脓性黏液。

如果临床发现怀疑支气管囊肿时，应先进行胸部 X 线检查，之后进行胸部 CT 检查。这些检查几乎可以100%发现病变并显示准确的解剖位置。支气管镜虽然不是常规检查，但近33%的患者可以发现支气管受压或囊肿—支气管瘘。

（五）诊断和鉴别诊断

诊断主要依靠影像学检查。支气管囊肿误诊率高，易误诊为肺大疱或气胸，国内文献报道误诊率为36.6%~91.2%，平均误诊率为47.7%，多为手术切除后才确诊，经病理学检查证实。

（六）治疗

支气管囊肿的治疗一般是开胸手术切除囊肿，胸部 CT 检查可以准确定位。开胸手术一般采用后外侧切口，气管隆嵴下病变一般取右侧开胸切口。通过双腔气管内插管使得患侧肺萎陷，手术暴露更清楚。手术的目的就是尽可能将囊肿彻底切除。但如果囊肿与气管或主支气管膜部严重粘连，或囊肿炎症严重，都可能使手术无法进行或风险升高。在这些情况下，可以打开囊肿切除分泌黏液的内层。因为这样可以使囊肿内部不再因为分泌黏液而膨胀扩张，解决了气道受压的问题。当然如果可能最好是彻底地切除囊肿，因为曾有个别报道囊肿会发生恶变。

成年人的支气管囊肿可以完全无症状或仅有轻微不适。对成年人较小的无症状支气管囊肿只需定期复查胸部 X 线摄片，只有较大的或不断增大的囊肿才需要手术治疗。很多学者也建议可采取囊肿抽吸、囊壁活检、纵隔镜切除或注入引导下硬化剂（如四环素）。有学者报道了成年人的纵隔支气管囊肿利用胸腔镜实施了囊肿引流及囊壁切除手术，完全切除要优于单纯囊肿引流，这样可以避免恶变的可能。

（七）预后

外科手术为治疗支气管囊肿的唯一方法。预后较好。

三、肺大疱

肺大疱是由肺泡组织破坏引起的肺实质内充满气体的空腔。

（一）概述

1. 概念

（1）囊肿：囊肿是指正常肺组织内含气体或液体、有上皮或纤维壁的圆形结构。包括先天性和获得性。前者是指先天性细支气管囊肿，由单层立方上皮覆盖，而肺部后天性囊肿是薄壁空腔，是肺部破坏后形成的。它们是由小的细支气管活瓣阻塞造成肺部远端扩张，形成一融合腔隙，或者由于支气管壁的炎性坏死，导致相邻肺实质受压，形成一个大的空腔。

（2）小疱：小疱是位于脏胸膜与肺实质之间的肺泡外气腔。小疱是由肺泡破裂引起的胸膜下气体聚集，包裹在脏层胸膜中形成的。气体通过间质进入脏层胸膜薄弱的纤维层中，逐渐扩大形成一个小疱，也可以发生气胸。

典型的小疱发生在肺尖部，小疱可以融合形成大疱。也可以是多发的或散在的，弥漫地分布在上肺的表面。

（3）大疱：1959 年，CIBA 专题会对大疱的定义为：肺异常增大的气腔超过1 cm直径，胸片上不一定有弧形线与周围肺组织清楚分界。大疱是由肺泡组织破坏引起的肺实质内充满气体的空腔。大疱有纤维壁和由残余的肺泡间隔构成的分隔。随着大疱的发展，囊肿样空腔局限在肺边缘脏层胸膜下。如果打开大疱表面的脏层胸膜，胸膜下的空腔覆盖的不是鳞状细胞，而是破坏的肺实质覆盖，构成大疱的壁和底；由基底部肺实质来的细小血管完全裸露穿过空腔，索条状结缔组织和裸露的细支气管在大疱内交织在一起，有许多明显的与相邻支气管的细小交通。大疱几乎都是多发，但多局限在一个肺段或肺叶，上叶最常受累。实质内肺大疱可继发于任何类型的肺气肿。

2. 分型

（1）Ⅰ型（大疱的基底肺实质基本正常型）：约占所有肺大疱的20%，特点是分界清楚，常位于肺尖。大疱较大时会压迫周围肺组织，但患者症状相对较少，肺功能接近正常，巨大肺大疱可填充一侧胸腔。

（2）Ⅱ型（大疱伴弥漫性肺气肿或毁损肺）：约占80%，是基于弥漫性全肺泡型肺气肿局部加重，大疱常为多发，双侧，有宽的植入肺内的基底，且大小明显不同。其症状不仅与大疱的大小有关，而且与其周围的肺气肿的严重程度有关。

综上所述，肺大疱是用来描述一种气腔性损害，有光滑的薄壁，体积在 $1 cm^3$ 到占据一侧全部胸腔。如果其腔壁厚度超过 3 mm，则被称为空洞。

3. 病理生理

肺大疱一经形成，就不断扩张，压迫周围肺组织，造成余肺膨胀不良。巨大的肺大疱可占据一个肺叶甚至一侧胸腔，严重影响肺功能。往往由于剧烈咳嗽或运动，肺内压力升高，肺大疱突然破裂，形成自发性气胸。肺大疱多是逐渐膨胀发展，若为数不多，体积不大，可无任何症状。若在肺气肿基础上，短时间形成巨大肺大疱或多发性肺大疱，则会出现胸闷、咳嗽、气短、呼吸困难等症状，也可诱发或加重肺心病。由于肺大疱的存在导致通气血流比例失调，增加了通气无效腔，随着时间增长，弹性回缩力使大疱周围肺组织进一步收缩而大疱则进一步增大。因此，手术切除肺大疱的疗效是使被压迫的肺组织恢复结构及弹性，而不是仅仅消除病变所占的空间。

（二）临床表现

较小的单发肺大疱可无任何症状，仅能靠 X 线检查发现。体积较大或多发的肺大疱，有胸闷、气短、呼吸困难等症状。若肺大疱患者突然气急、咳嗽、呼吸困难、发绀、气管向健侧移位，患侧叩诊鼓音，呼吸音减弱或消失，多为因肺大疱破裂发生的自发性气胸；肺尖部的大疱或大疱所在的肺组织可与胸顶粘连及粘连撕裂而活动性出血；有时粘连带中有小动脉出血，血管起源于体循环，压力较高，同时由于胸膜腔内为负压，故出血很难自止。出血主要来自粘连带中的血管，并非疱壁破裂所致。如果粘连带撕破胸内大血管，则出血情况更为严重，出血量一般在 1 500~3 000 mL。曾有报道，肺大疱粘连带破裂累及上腔静脉，在短时间内濒于死亡，经紧急开胸处理才获救。此种病例往往是在咳嗽、深呼吸或过度用力之后出现一侧胸痛，继而出现进行性加重的呼吸困难和失血的一系列表现。

（三）实验室检查和特殊检查

实验室检查常无特殊。

肺功能检查：单纯肺大疱如与支气管不相通，肺量计直接测定肺容量在正常范围以内。第 1 秒用力呼气量（FEV_1）、第 1 秒用力呼气量/用力肺活量（FEV_1/FVC）、最大自主通气量（MVV）和肺—氧化碳弥散量（DLCO）均在正常范围内。

胸部 X 线检查是发现肺大疱最有效的方法，表现为病变区透亮度提高，呈圆形或类圆形，疱内不见肺纹理，肺泡壁常表现为纤细的发丝样阴影，是被压缩的肺结缔组织间隔或胸膜所形成的。在胸部 X 线摄片上常仅见部分肺泡壁。大疱可单发或多发，大小可改变。除大疱外，肺的其他部分可无异常发现，但也可有全小叶性肺气肿或其他表现，如肺尘埃沉着病等。肺大疱有感染时，可出现液平面。

（四）诊断和鉴别诊断

诊断肺大疱，除上述症状、体征外，主要依靠 X 线检查。其特点是肺透光度提高，见大小不等、数目不一的薄壁空腔，内无肺纹理或有细索条状影。空腔大时可占据一个肺叶或一侧胸腔。占据一侧胸腔者，不易与气胸相鉴别。同时有肺气肿者，还具备肺气肿的 X 线表现。应与气胸和支气管囊肿相鉴别。

（五）治疗

外科手术是肺大疱唯一有效的治疗方法。可施行肺大疱切除术或肺切除术。合并肺气肿者经选择可施行肺减容术（LVRS）。

1. 手术指征

（1）肺大疱存在已久，压迫周围健康肺组织，引起呼吸困难、咳嗽等临床症状者，或发生自发性气胸需行手术治疗者，以及粘连带破裂出血，保守治疗无效者。粘连带破裂导致的出血不易自止，所以一旦诊断确立而保守治疗效果甚微，应尽早进行开胸手术。

（2）在肺气肿基础上形成的肺大疱，不可能自行愈合，以后还可能发生自发性气胸，影响心肺功能；或屡发气胸，都应积极考虑手术治疗。

2. 手术方法

手术要点是切除肺大疱，解除对肺组织的压迫，尽量保留健康肺组织。

（六）预后

单纯肺大疱，无肺气肿者手术治疗预后较好，手术可达到满意效果。若为肺气肿基础上形成的肺大疱，施行手术实际为肺减容术。

（沈春健）

第二节　肺脓肿

细菌引起肺实质局限性感染和坏死并有脓腔形成即为肺脓肿。广义上讲，它包括了结核性、真菌性、寄生虫性和细菌性脓腔，感染性肺大疱、肺囊肿和支气管扩张，肺梗死后肺脓肿，以及肺部肿瘤内坏死脓腔和肿瘤阻塞支气管远端发生的肺脓肿。狭义上讲，肺脓肿主要是指源于肺内化脓性感染而产生的肺脓肿。感染细菌的来源可经呼吸道，如误吸，也可能是全身他处感染继发引起的肺感染，如脓毒血症或败血症所致肺部感染。

发现抗生素以前，Neuhoff 等报告了外科引流治疗肺脓肿的经验，认为大多数严重的肺脓肿病例都需要外科手术处理；并强调拖延治疗至并发症威胁患者生命时，急性肺脓肿的严重性才被认识。支持治疗包括维持营养和体位引流等在今天虽然很重要，但是抗生素的发现彻底改变了治疗肺脓肿的思路。

第二次世界大战后，有效的抗生素出现了，它明显地改变了肺脓肿的自然病程，也显著地降低了外科引流的治疗作用。第二次世界大战前，肺脓肿是一种致死的疾病，患者常常是到了病程晚期，中毒症状很重呈现极度衰竭时，才来找胸外科医师进行引流。肺脓肿早期外科就参与治疗其结果显然不同。1942年，一组 122 例肺脓肿早期施行开放引流的患者，仅有 4 例死亡。20 世纪 40 年代后期，临床上开始使用青霉素，许多肺炎经抗生素治疗得到有效控制，肺部感染很少会发展到肺脓肿阶段，结果需要外科手术处理的肺脓肿患者很少，即便有也是选择性的肺叶切除，很少施行肺脓肿外科引流。随着抗生素、抗代谢药、肾上腺皮质激素和免疫抑制剂的应用，改变了周围细菌的生态学，无论是非特异性肺脓肿还是原发性肺脓肿，发生率均明显降低。另外，在高龄、机体抗感染能力降低的情况下，机会性感染所致的肺脓肿发生率提高了，机会性肺脓肿的治疗更为困难。

一、病因和病理

化脓菌引起的肺脓肿多数因咽喉部感染性物质误吸而致，如牙龈感染或咽喉部感染时，老年患者咳嗽反应受到抑制，感染性分泌物容易被误吸，早年牙科和扁桃体手术后肺脓肿发生率较高。另外，患者在失去知觉的情况下，如全身麻醉状态下以及昏厥、脑血管意外等，患者常处于卧位，特别是仰卧位，感染性分泌物因重力关系可直接流入右主支气管，然后进入上叶后段和下叶背段，临床上这两个部位均是原发性肺脓肿最常见之处。最常见的致病菌是厌氧菌，还有甲型和乙型溶血性链球菌、葡萄球菌、非溶血性链球菌、假孢子菌属和大肠杆菌。实际工作中多是未等细菌培养结果出来，就已经开始应用抗生素，因此细菌培养多不能获得阳性致病菌。一旦液化坏死物经引流支气管排出，含有脓液和空气的脓腔——肺脓肿便形成了。

肺脓肿的形成需要三个因素：细菌感染、支气管堵塞、机体抗感染能力低下。其病理过程是化脓菌造成肺实质破坏。开始细菌引起肺部感染，支气管阻塞后致使远端肺段发生肺不张和炎性改变，感染未能得到有效控制，支气管堵塞未能有效解除，引起肺段血管栓塞和破坏，继之产生大面积的肺组织坏死和液化，周围的胸膜肺组织也呈现炎性改变，终于形成脓肿。急性肺脓肿的内壁衬纤维脓性物质，它与周围实变的肺组织混为一体。病变经过急性阶段后，支气管阻塞未能及时完全解除，引流不畅，感染未彻底控制，肺脓肿可进入慢性阶段。慢性阶段的肺脓肿，其内壁逐渐变成纤维肉芽组织，显微镜下的特点是存在富含脂质的巨噬细胞。以后的病理过程为脓腔内壁衬有低柱状上皮甚至假复层纤毛柱状上皮细胞。到了此阶段，脓肿周围的肺组织产生瘢痕，瘢痕组织收缩并逐渐堵塞脓腔。慢性肺脓肿期间感染反复发作，既有受累肺组织病变又有支气管病变，既有组织破坏又有组织修复，既有急性炎症又有慢性炎症。结果表现为肺组织中一界限分明的脓腔，周围肺组织有不同程度的炎变和纤维化。慢性肺脓肿具有明确的特点：肺脓肿最初发生在肺组织的表浅部位；肺脓肿与一个或多个小的支气管相通；脓肿不断向周围蔓延发展，晚期不受肺段和肺叶的限制，可跨段、跨叶形成多个互相沟通的脓腔。

急性期肺脓肿可侵犯周围胸膜表面，引起胸膜炎、胸腔积液或者脓胸。若脓肿穿透胸膜腔，则出现张力性脓气胸。晚期或忽略了的肺脓肿，可破入纵隔、心包或膈下，分别引起化脓性纵隔炎、化脓性心包炎以及膈下感染。

（1）吸入性肺脓肿：误吸是最常见的肺脓肿原因，因酗酒或药物所致意识丧失时，呕吐最常造成误吸。头部外伤、精神病发作、全身麻醉均是提高误吸发生率的因素。某些引起食管梗阻的病变，如贲门失弛缓症、食管狭窄、食管癌或胃食管反流，是产生肺脓肿的次要原因。肺脓肿还可因头部和颈部感染蔓延而致。儿童期的肺脓肿应当考虑有无异物存留造成支气管内梗阻。有学者强调某些肺段，特别是上叶后段和下叶的背段，在误吸后最容易发生肺脓肿。

（2）肺梗死后脓肿：过去曾认为肺梗死是肺脓肿的最常见原因，现在这种观点已经改变了。似乎上述误吸造成肺脓肿的理论更有道理，因为它是基于解剖学和临床观察而得出的。毫无疑问，脓性栓子可产生肺脓肿，栓子可来自不洁流产或前列腺炎所致盆腔静脉血栓；来自周围化脓性血栓性静脉炎；肝脓肿、化脓性胰腺炎或化脓性腹膜炎后躯体静脉含有感染性的栓子，它们均可产生肺脓肿。抗生素已经明显地减少了上述的各种感染源，结果脓性栓子引起肺脓肿的发生率也较过去显著降低。

（3）创伤后肺脓肿：胸部穿透伤或钝性伤偶可发生肺脓肿。创伤后肺内血肿，可因血源性细菌、误吸或肺内异物而发生感染。并非所有存在于肺内的异物都需要摘除，但是肺内异物引起肺脓肿时，不摘除异物肺脓肿就不可能痊愈。非胸部创伤患者长期住院、昏迷、卧床或败血症等常引起肺部并发症，如肺不张、肺炎，有时发生肺脓肿。这种肺脓肿多是医院内治疗起来相当困难，对此重要的是应有充分的认识而积极预防。

（4）纵隔或腹腔感染扩散肺脓肿：膈下或纵隔感染引起的最常见的并发症

是脓胸，但是如果胸膜腔有粘连，肺又紧密粘连于邻近的壁胸膜上，膈下感染或纵隔感染可能直接穿透肺组织，形成肺脓肿。此种肺脓肿可继发于阿米巴性肝脓肿或化脓性肝脓肿，以及任何原因所致的膈下脓肿。肺脓肿也可继发于纵隔炎，最常见于食管穿孔或破裂。治疗这种类型的肺脓肿，成功的关键在于有效地处理原发疾病。

（5）支气管梗阻肺脓肿：支气管梗阻最多因肿瘤和异物而致，少见的原因有支气管内结石、炎性支气管狭窄，这些器质性梗阻造成远侧肺段或叶支气管分泌物引流不畅，继发肺部感染，加重肺不张，可发展成肺脓肿。因为支气管梗阻可能导致肺脓肿，经积极抗生素和支持疗法，肺部局限性反复感染无明显改变，应进行纤维支气管镜检查，解除支气管梗阻。

（6）坏死性肺炎后肺脓肿：金黄色葡萄球菌、Ⅲ型肺炎球菌、铜绿假单胞菌、克雷伯菌感染都容易造成肺实质坏死形成肺脓肿。金黄色葡萄球菌感染多为原发性感染灶，特别是在儿童期。Ⅲ型肺炎球菌容易使老年患者产生肺脓肿。医院内获得性感染，特别是革兰阴性菌常发生在严重创伤患者、经历大手术患者，即主要发生在免疫力明显抑制的患者。免疫机制严重抑制及营养状态极差的患者，发生肺炎或肺脓肿后，常很快导致败血症或死亡。

（7）原有肺病变的肺脓肿：原有肺内支气管囊肿或后天性肺大疱，发生继发性感染后，胸部 X 线摄片上也会产生类似"肺脓肿"样改变。若感染前已知原有肺囊肿或肺大疱和（或）胸片上有一界限清楚的气液平面，周围没有明显肺浸润表现，应高度怀疑肺囊肿感染或感染性肺大疱的可能。对此鉴别可在纤维支气管镜下用带有导丝的塑料管进行抽吸，抽出液检查可给诊断带来很大的帮助，同时也作为治疗的一部分。少见的情况是肺隔离症继发感染后产生肺脓肿，肺隔离症形成的肺脓肿对单纯非手术治疗反应很差。怀疑此类肺脓肿时，应进行主动脉造影显示畸形血管，也可防止术中意外发生大出血。

（8）癌性肺脓肿：中年吸烟男性肺脓肿患者最常见的病因是空洞型肺癌，对这种患者应尽早行纤维支气管镜检查，明确诊断后及时手术切除，可获得长期存活。

（9）机会性肺脓肿：由于应用有效的广谱抗生素，在化脓性肺炎的阶段即得以控制，因之原发性或称非特异性肺脓肿的发生率明显降低了。机会性感染而致的肺脓肿则表现为更为突出的问题。机会性肺脓肿多发生在婴幼儿患者或老年患者，机体对于感染缺乏有效防御能力，身体其他系统有严重疾病，肺脓肿仅是系统疾病的一种并发症。早产儿、支气管肺炎、先天性发育畸形、手术后、恶病质、存在其他感染或系统性疾病等，这些对于早期婴儿来说，都是发生机会性肺脓肿的重要因素。对于老年患者来讲，全身系统性疾病、恶性肿瘤（特别是肺部或口咽部的恶性肿瘤）、长期应用激素或免疫抑制剂治疗、放射治疗以及围手术期，均构成老年患者机会性肺脓肿的基础条件。机会性肺脓肿呈多发而非单一的肺脓肿，其中绝大多数为医院内的获得性感染。从细菌学上讲，致病菌也不同于典型的吸入性肺炎后的肺脓肿，金黄色葡萄球菌仍是最主要的致病菌，其他还有甲型溶血性链球菌、莫拉菌、肺炎球菌、变形杆菌、大肠杆菌和克雷伯菌。长期应用抗生素，从痰中可培养出罕见细菌。机会性肺脓肿发生部位无明显区别，脓肿可出现在肺的任何部位，临床发现右侧肺脓肿多于左侧。

二、临床表现

由于产生肺脓肿的原因不同，临床症状的严重程度均不一致。有的肺炎发作后随即出现发热和咳痰，也有误吸后间隔数日或数周后，临床才出现发热和咳痰。肺脓肿患者的痰多呈脓性混有血液，痰量很多且有恶臭味。若将痰液存于容器内静置，可发现痰液分层，最底层为黄绿色沉淀，中间层为黏液，最表层为泡沫。部分肺脓肿患者可有胸痛，呈持续性胸膜疼痛。在症状的复杂性方面，肺脓肿与其他肺化脓性疾病或感染性空洞型肺病变没有更多的区别。典型的患者常有上呼吸道感染的病史，并有发热及感染中毒症状，少数有胸痛，咯血少，常见咳脓性痰，有时为腐败性脓痰。痰量可能很多也可能很少，颜色可有绿色、棕色、灰色或黄色，酱油色痰提示可能是阿米巴性肺脓肿。婴儿期甚至儿童期葡萄球菌性肺炎，常因毒血症、呼吸困难、发绀和感染中毒性休克而掩盖了肺脓肿的症状和体征。这些症状可能突然发作，也可能因为胸膜下脓肿破裂造成脓气胸，加重肺脓肿的症状。儿童常见发热、厌食、衰弱等症状。

急性肺脓肿患者，常呈重病容，体温高，心动过速，呼吸增快。呼吸有臭味，受累肺部表面胸壁触诊可能有压痛。叩诊常发现浊音，呼吸音减弱，不一定听到啰音。当肺脓肿与支气管相通时，可闻及管性呼吸音，此时还会听到干性及湿性啰音。胸部体征随着脓肿与支气管的状态，经常发生变化，日日不同，因之需要仔细反复地进行胸部体格检查。杵状指是许多慢性缺氧性肺部疾病经常存在的体征，肺脓肿患者很明显，在肺脓肿发作后 2 周就可能出现杵状指，随着肺脓肿痊愈，杵状指也逐渐消退。有的患者可以在胸壁听到血管性杂音。

三、影像学检查

病初胸部 X 线表现缺乏肺脓肿的特征和气液平面，表现为某部分肺浸润，有或无肺不张。病变可累及一个肺段或多个肺段甚至整个肺叶。一旦肺脓肿与支气管相通，直立位或侧卧位胸部 X 线检查可发现气液平面，这是影像学上肺脓肿的特征性表现。仰卧位或俯卧位，包括 CT 检查，均不能显示气液平面的存在，检查者常常忽视体位对显示病变的影响，未能及时发现病变。肺脓肿的特征为病变周围有肺实质浸润带。薄壁脓肿并有气液平面，提示化脓性肺囊肿或肺大疱合并感染，常伴有胸腔积液、脓胸和脓气胸。腔壁增厚呈结节状提示癌性空洞的可能。此外，肺门或纵隔淋巴结明显增大提示肺癌。偶尔肺脓肿与合并有支气管胸膜瘘的脓胸相鉴别有一定困难，此时可应用超声检查或 CT 检查以帮助鉴别。上消化道造影检查有时用于肺脓肿或反复发作肺炎的患者，上消化道 X 线钡餐检查可显示胃食管反流、肿瘤引起的食管梗阻、食管狭窄或贲门失弛缓症，这些疾病均可产生消化道内容物误吸到呼吸道，导致肺炎和肺脓肿，这种情况对于儿童患者尤为重要。

四、鉴别诊断

需要与化脓性肺脓肿相鉴别的有癌性空洞、肺结核空洞、合并支气管胸膜瘘的脓胸、肺囊肿感染、空洞性真菌感染、肺大疱合并感染。由于肺癌的发生率逐年提高，首先要鉴别的是肺癌患者，特别是中年男性吸烟者。

五、治疗

全身支持疗法，包括营养维持、胸部呼吸物理治疗及各种体位引流，都是肺脓肿重要而有效的治疗方法。适当的抗生素治疗不仅降低了肺脓肿的发病率，而且改变了肺脓肿的治疗方式和治疗结果。在发现抗生素之前，治疗肺脓肿均采用保守治疗。保守治疗无效的肺脓肿患者，需要进行一期或二期手术治疗，结果并发症和死亡率很高，长期随诊表明结果均不满意。如今，积极的肺部灌洗，适当的营养支持，输血补液，注意引起肺脓肿的原因（如口腔卫生、误吸和酒精中毒等）尽管都非常重要，但是抗生素的应用明显地改变了肺脓肿的临床治疗效果，现在肺脓肿很少需要进行体外引流或肺切除手术。Le Roux 所总结的肺脓肿治疗主要包括：适当的抗生素；引流脓液；肺组织发生不可逆损害并持续有症状，或出现威胁生命的大出血，施行肺切除术。外科治疗适用于某些特殊情况，包括：内科治疗失败；怀疑存在肺癌；严重咯血；慢性肺脓肿以及肺脓肿的并发症，如脓胸或支气管胸膜瘘等。根据 Rubin 的研究结果，在一般临床工作中，需要外科处理的肺脓肿占不到 15%，但是忽略了或不适当治疗的患者，外科治疗的比例会更高些。成功的内科治疗意味着，经 4~5 周积极抗生素治疗后症状明显减轻，胸片上不留残腔，或仅有直径 2 cm 以下薄壁囊腔。如果经 5 周治疗后仍遗有固定大小的残腔，特别是直径大于 2 cm 的薄壁残腔，症状持续存在，则需进行外科手术切除。否则患者将持续咯血或复发感染，预后较差。经适当抗生素治疗后，虽然遗有小的薄壁残腔，但患者无明显症状，经数周或数月观察也可能完全愈合，不一定需要外科处理。

诊断慢性肺脓肿时，应进行痰培养和痰涂片检查以鉴定致病菌，包括需氧菌和厌氧菌。这些可能需要经支气管穿刺抽吸或支气管镜获得确切的致病细菌，以排除口腔细菌污染标本。痰涂片检查还应包括真菌、抗酸菌和癌细胞检查。一旦诊断为肺脓肿则立即施以广谱抗生素，以后再依细菌培养和药敏试验结果，调整抗生素。一般来讲，抗生素应用 1 周内，临床症状就有明显改善。某些患者可能需要数周甚至月余的抗生素治疗，直到胸部 X 线检查显示脓肿完全吸收征象出现为止。需要提及的是，临床症状改善比 X 线表现要早出现数日或数周。如果患者临床症状改善，尽管有气液平面存在、有或无周围肺组织浸润，则不需要外科处理。

几乎所有肺脓肿患者都需要进行支气管镜检查，支气管镜检查的目的：为细菌培养提供确切的材料；早期排除支气管梗阻的原因如异物、肉芽肿或肿瘤；可经支气管镜直接抽吸脓液；刺激肺脓肿的支气管内引流。支气管镜检查应用硬管或软管（纤维支气管镜），并要有一定的技巧，避免操作时脓液大量溢入支气管内，突然发生窒息。患者经治疗后症状无明显改善或影像学上脓肿无吸收的证据，可能需要进行多次支气管镜检查。已有报告称，可在 X 线透视下经支气管导管进行脓腔引流。纤维支气管镜用于肺脓肿的治疗，有逐渐代替外科的趋向，例如在一组 26 例肺脓肿的治疗中，无一例需要外科处理。

经抗生素和支持疗法，一般人群急性肺脓肿的死亡率明显下降，绝大多数患者可获得治愈。80%～90%的肺脓肿患者不需要外科处理即可治愈。

Barnet 等认为，内科成功治疗的决定因素在于开始治疗前症状持续的时间和脓腔的大小。根据他们的意见，若开始治疗前症状已出现 12 周，最初脓腔直径超过 4 cm，单纯内科治疗多不会成功。

外科引流包括内引流和外引流。若患者持续发热超过 10 日，治疗 6～8 周胸部 X 线摄片上仍无改善的征象；或出现某些并发症，如咯血、脓胸或支气管胸膜瘘，则都需要进行外科引流处理。介入治疗的进展使放射科医师在透视下，经皮肤将引流管置入肺脓腔内，获得成功的治疗。临床经验显示，经皮穿刺引流一般不会造成脓胸，即使在正压通气辅助呼吸的情况下，也可成功地进行经皮穿刺引流而无并发症。在某些患者的治疗过程中，应考虑早期进行经皮穿刺引流，7 岁以下的儿童患者对于保守治疗反应很差，经皮引流应及早进行。同样，巨大肺脓肿也应早期引流。有学者观察所有的肺脓肿迟早都会接近胸壁，只要选择合适的投照位置，经皮穿刺进行肺脓肿的外引流都会获得成功。

外科胸腔造口，直接进行肺脓肿引流，是治疗急性肺脓肿的有效方法。在操作过程中有两点需要注意：第一，确切定位，可进行正侧位甚至斜位胸部 X 线检查，预先计算好肋骨切口，有疑问时可在皮肤上做出标记；第二，术者进行胸腔造口时必须肯定脓肿处的肺组织与其壁层胸膜已经发生粘连，否则可能发生脓腔的脓液散布于游离的胸膜腔内。一般采取气管内双腔插管全身麻醉，切除 5～6 cm 长的肋骨，已经发生粘连的胸膜呈灰色增厚不透明，先用注射针进行穿刺抽得脓液确定脓肿的深度和位置，将抽得标本送细菌学和病理学检查。电刀切开脓肿表面的肺组织进入脓腔，抽吸和刮除清创，最后置入粗口径的引流管或蘑菇头引流管，连接水封瓶或负压吸引。胸腔引流后，患者的临床症状可有明显迅速改善，痰量减少，发热减退，引流量逐渐减少。术后肺漏气是经常见到的，随着愈合过程，漏气于数日至 2 周停止。当患者情况逐渐改善，引流量减少，漏气停止时，可停掉负压抽吸，剪短胸管，用敷料包盖，患者可下床活动。胸管可能留置数周，患者可带管出院。出院后还应进行随诊，因为肺脓肿与支气管相通，一般不主张进行胸管灌洗。当患者情况完全改善，胸部 X 线摄片表明肺脓肿吸收愈合时，可拔除引流管。引流口随时间将逐渐闭合。胸管引流术并非完全没有问题，继发性出血、脓气胸或脑脓肿均可因肺脓肿本身或胸管引流操作所诱发。但是胸管引流对某些危重患者、大的脓肿患者可能是急救措施，经胸管引流的患者晚期发生支气管胸膜瘘的概率也较低。

经抗生素治疗，引流或不引流，大多数急性肺脓肿患者均可获得满意的治疗效果。偶尔急性肺脓肿可发展为慢性肺脓肿，脓腔壁增厚，周围的肺组织发生不可逆的病变，临床上患者出现持续发热、咳嗽和咳痰的症状。导致发生慢性肺脓肿的因素有脓腔引流不畅、支气管梗阻和脓肿溃破入胸膜腔引起脓胸等。在这种情况下需要进行肺切除，多数是肺叶切除即获痊愈。其他肺切除的指征有大咯血和反复发生的严重咯血。慢性肺脓肿进行肺的楔形切除或肺段切除常产生并发症，因为切除边缘的肺实质常含有病变，术后肺持续漏气和脓胸的发生率较肺叶切除高，临床胸外科医师多不采用。在大多数情况下，肺通气灌注扫描常能确定病变范围，若显示一叶肺完全无功能，则需进行肺切除。手术时需要注意的是采取双腔插管麻醉，以防止脓液在手术操作过程中流入对侧或同侧健康的肺叶，应尽早钳闭患侧支气管。手术中可能发现胸膜增厚并布满增生的血管，肺门处严重粘连，先进行抽吸减压可使手术操作更为安全。长期慢性炎症使支气管血管弯曲、增粗，淋巴结肿大致密粘连，不仅粘连到支气管，也粘连至肺动脉及其分支。解剖肺门时尤其应该慎重以免发生大出血。严格止血是另一个值得注意的问题，手术出血多是从淋巴结的渗血和小的出血，或是来自粘连面上小的系统动脉出血，而不是肺动脉出血。系统动脉压力高，出血多不容易自行止住。术后胸膜腔引流应充分，至少应放置 2 根粗口径的引流管，以利于肺的迅速膨胀，阻止肺漏气，避免术后脓胸的发生。慢性肺脓肿切除不仅改善患者慢性症状，移除肺部病灶，也有助于防止肺脓肿的复发。

某些肺脓肿对适当治疗无明显反应，可能原发病实际上是支气管肺癌，肿瘤阻塞了支气管，以致远端发生肺脓肿，或大的肿瘤本身发生缺血性坏死形成癌性空洞。影像学上提示癌性空洞的线索有脓肿壁厚且不规则，脓腔内壁可见到壁内结节。支气管镜检查和毛刷细胞学检查可明确诊断。若经 3~4 周抗生素治疗，脓肿无明显反应，支气管镜检查未能获得肯定的诊断结果，则需进行开胸探查。

现今，原发性吸入性肺脓肿的死亡率与早年结果明显不同，也不同于严重疾病获得性肺脓肿，经有效抗生素治疗后，非特异性肺脓肿的死亡率明显降低。与此相反的是机会性肺脓肿（即继发于系统性疾病的肺脓肿），75%~90%的患者可能死亡，说明机会性肺脓肿死亡率一直很高，反映伴随疾病的重要性以及并发症对于预后的影响作用。及时迅速辨识肺脓肿的存在，尽快地应用有效的抗生素，某些患者选择性施行肺切除手术，在某种程度上可能改变肺脓肿的治疗结果。

（沈春健）

第三节　肺动脉栓塞

肺动脉栓塞又称肺栓塞，是内源性或外源性栓子堵塞了肺动脉或其分支引起的肺循环受阻的临床和病理生理综合征。临床上常见的是肺血栓栓塞。造成肺栓塞诊断困难的原因包括肺栓塞的先前病变——深静脉血栓形成，该病的病史不明确，并缺乏特异性体格检查的阳性体征以及同时存在其他疾病，肺栓塞的临床表现常常又同其他疾病的症状相似。

直到今日，现代的医疗技术水平使我们能够诊断和治疗肺栓塞，但仍具有较高的病死率。只有积极预防深静脉血栓形成，才能有效地防止肺栓塞的发生。

肺栓塞的严重后果是肺梗死，这就是说在肺栓塞的远端发生组织死亡。肺接受双重供血，即支气管循环和肺循环。研究提示，另一个供氧源来自肺静脉侧。由于多源供氧，肺动脉供氧受损后，一般不产生肺实质的缺血，即使发生肺实质的缺血和梗死，也仅是在肺周围。肺栓塞后肺梗死是不易发生的。但当这些部位的支气管循环减少，肺栓塞后支气管收缩，损害了肺部供氧能力，较大的肺栓塞更易于发生周围肺组织的肺梗死。当患者有左心功能不全或慢性阻塞性肺疾病时更易于发生肺梗死。

一、病因和病理

　　肺栓塞多见于中老年、长期卧床、不活动的患者；有慢性充血性心力衰竭、心房颤动的患者更易于发生肺栓塞；心肌梗死、脑血管意外和癌症的患者易于发生下肢静脉血栓形成；骨折、前列腺手术后、外科手术、妊娠、分娩后也易于发生静脉血栓形成。尸检中发现肺栓塞是很常见的，在年龄大于 40 岁的患者，肺动脉内有新旧血栓的占 64%。肺栓塞的栓子可从几毫米至数十厘米，小的碎片血栓更为常见，右侧较左侧多见，下叶肺较上叶肺多见。血栓多来源于体循环的静脉系统，以髂静脉和股静脉最多见。急性肺栓塞的血栓是暗红色的易碎的血栓组织。亚急性或慢性肺栓塞的血栓由三部分构成，中间部分是脱落血栓其中含有纤维素，远端是白色血栓以血小板的成分为主，近端是新鲜血栓为血液在闭塞的盲端凝固而成。

二、病理生理

　　肺动脉的血栓栓塞既可以是单一部位的，也可以是多部位的。病理检查发现多部位或双侧性的血栓栓塞更为常见。一般认为栓塞更易发生于右侧和下肺叶。发生栓塞后有可能在栓塞局部继发血栓形成，参与发病过程。PET 所致病情的严重程度取决于栓子的性质及受累血管的大小和肺血管床阻塞的范围；栓子阻塞肺血管后释放的 5-羟色胺、组胺等介质引起的反应及患者原来的心肺功能状态。栓塞部位的肺血流减少，肺泡无效腔量增大，故 PTE 对呼吸的即刻影响是通气/血流比值增大。右心房压升高可引起功能性闭合的卵圆孔开放，产生心内右向左分流；神经体液因素可引起支气管痉挛；毛细血管通透性增高，间质和肺泡内液体增多或出血；栓塞部位肺泡表面活性物质分泌减少，肺泡萎缩，呼吸面积减少；肺顺应性下降，肺体积缩小并可出现肺不张；如累及胸膜，则可出现胸腔积液。以上因素会导致通气/血流比例失调，出现低氧血症。

　　急性 PTE 造成肺动脉较广泛阻塞时，可引起肺动脉高压，出现急性肺源性心脏病，致右心功能不全，回心血量减少，静脉系统淤血；右心扩大致室间隔左移，使左心室功能受损，导致心排出量下降，进而可引起体循环低血压或休克；主动脉内低血压和右心房压升高，使冠状动脉灌注压下降，心肌血流减少，特别是心室内膜下心肌处于低灌注状态，加之 PTE 时心肌耗氧增加，可致心肌缺血，诱发心绞痛。

肺动脉发生栓塞后，若其支配区的肺组织因血流受阻或中断而发生坏死，称为肺梗死（PI）。由于肺动脉接受肺动脉、支气管动脉和肺泡内气体弥散等多重氧供，PET 中仅约不足 15%发生 PI。

若急性 PTE 后肺动脉内血栓未完全溶解，或反复发生 PTE，则可能形成慢性血栓栓塞性肺动脉高压，继而出现慢性肺源性心脏病，右心代偿性肥厚和右心衰竭。

三、血流动力学变化

急性肺栓塞后血流动力学受损的程度与血管阻塞的程度相关。栓塞后肺动脉压升高是肺栓塞的直接后果，但只有当肺动脉栓塞程度大于 50%时，才发生肺动脉高压。肺动脉压升高引起右心做功增加。正常人右心室是一个薄壁的腔，没有条件做高强度的功来对抗高压，右心的代偿能力有限。没有心肺疾病的患者，右心可耐受的最大的平均肺动脉压是5.33 kPa（40 mmHg）。右心室容量增加使室间隔向左移动，影响左心室的舒张。右心室负荷的增加，使右心的需氧量增加，如果发生动脉压下降，则发生右心缺血，这使心排血量下降，患者可能死于心律失常或右心功能不全。当患者有心肺疾病时，即使肺血管阻塞程度低于 50%，也会出现严重的血流动力学不稳定和循环衰竭。循环衰竭的原因是肺血管床的截面积减小，通过肺的血流阻力增强，肺动脉压升高。维持循环的因素在于右心是否能对抗肺栓塞后的阻力，否则发生右心衰竭。在这种情况下，左心功能完全取决于右心功能。动物实验发现，这时使用动脉加压的药物，提高冠状动脉对右心的关注度，可使动物存活。当压力负荷持续存在时，会发生右心衰竭、急性肺功能不全、休克。

肺栓塞后机体反应和体液作用对血流动力学反应影响的机制早已引起人们的关注。血小板去颗粒作用并释放的各种血管活性介质可促使肺血管收缩。这些反应和体液的共同作用，可引起严重的血流动力学障碍。

当患者已有心肺疾病，并且已有肺血管储备能力下降，即使是小的肺血管栓塞，也可引起较严重的肺动脉高压和右心功能不全。

需要指出的是，血流动力学障碍不能完全解释为肺动脉高压的结果，由于右心功能衰竭时，心排血量下降，肺动脉压也下降，因此不能用肺动脉压作为诊断和治疗的指标。

四、临床表现

（一）症状

两个因素在诊断肺栓塞中有重要的作用，即栓塞前的心血管症状和栓塞的严重性。呼吸困难和胸痛是最常见的临床表现，一半以上的患者有焦虑感和咳嗽；极度焦虑和有濒死感、晕厥或近似晕厥者常有大的肺栓塞。呼吸困难的程度和严重度依患者个人情况和病情而不同。许多患者仅持续较短的时间。呼吸困难的程度和时间与栓塞的程度有关。胸痛有两种类型，胸骨后钝性沉重感和紧缩感，胸膜炎性胸痛较常出现，特别是在发生较大栓塞并发肺梗死和充血性肺不张时。在一项经尸检和造影证实的研究中，21%的患者有胸膜炎性胸痛。咯血是另一种在大肺栓塞发生后出现的常见症状。当患者没有呼吸困难、胸痛和呼吸过速时，往往不能做出肺栓塞的诊断。在一项328例血管造影证实肺栓塞的报道中，临床症状出现的频率为胸痛88%、呼吸困难85%、恐惧59%、咳嗽53%、咯血30%、晕厥13%等。

（二）体征

肺栓塞后呼吸困难是常见的临床表现，心动过速也较常见，一般心率不超过120次/分。呼吸困难和心动过速可能是一过性的，出现严重的呼吸困难和心动过速常说明发生了大的肺栓塞。约40%的患者有发热，听诊可发现局限性摩擦音。如果发生肺动脉高压，可出现心脏淤血和右心衰竭的体征。栓塞的早期，右心室的负荷增加，使肺动脉瓣第二心音增强，可闻及右心室舒张期奔马律。许多患者出现发绀。由于右心功能不全，随后出现充血性肝大和腹腔积液。临床症状的出现频率为呼吸困难92%、胸膜摩擦音58%、肺动脉瓣第二心音增强53%、心动过速44%、发热43%、出汗36%、奔马律34%、静脉炎32%、水肿24%、发绀19%。当患者出现不明原因的呼吸困难、心动过速、低氧血症三联症时，应首先考虑肺栓塞的诊断。

五、辅助检查

(一) 心电图检查

心电图不能显示特征性的改变，并且不能与已存在的心肺疾病引起的异常相区别。常常心电图显示正常或仅为窦性心动过速，ST 段和 T 波的改变是常见的，这是由于心排血量减少和血压下降的结果。肺栓塞患者的心电图可表现为 QRS 波低平、完全性右束支传导阻滞、肺性 P 波、室性期前收缩。心房颤动较少见。心电图检查的另一个作用是排除急性心肌梗死和心包炎，这两种情况与肺栓塞很相似。

(二) 胸部 X 线检查

胸部 X 线检查的目的是排除其他胸部疾病，如气胸、充血性心力衰竭、肺炎等。肺栓塞的胸部 X 线可表现出肺实质的异常，如肺的实变和肺不张以及胸膜浸润性改变，中下肺野肺血管表现为区域性血量过少，不对称性肺动脉近侧扩张等。

(三) 超声心动图检查

超声心动图在确定肺栓塞的诊断中是特别有用的，不仅能确定右心腔内有无血栓，还可探及肺动脉主干，左右肺动脉近端的血栓，间接数据包括异常升高的肺动脉压。但正常的超声心动图不能排除肺栓塞。

(四) 动脉血气分析

低氧血症在肺栓塞的患者中是常见的，但大多数患者的动脉血氧分压仍在 10.7 kPa (80 mmHg)以上，计算肺泡—动脉氧差时，表现出明显增加。32%的患者动脉血氧分压低于 8.00 kPa (60 mmHg)，这提示发生了大的肺栓塞。但是，大多数有心肺疾病的患者也有低氧血症。低碳酸血症在急性肺栓塞也是常见的，即使患者有由肺部疾病引起的高碳酸血症，在肺栓塞后也使二氧化碳分压减少，同以往的值比仍然明显下降。但患者不能增加每分通气量，如患者有严重的神经肌肉疾病，二氧化碳升高同时有肺疾病不能排除肺栓塞。在这种情况下，测动脉血气同时测肺通气量，使用肺功能测量无效腔与潮气量比，均具有特殊的诊断价值，并且对肺栓塞患者是很敏感的。

（五）实验室检查

实验室检查血液内纤维蛋白和纤溶酶原用于诊断静脉血栓形成，还可测量血浆和尿液中的纤维蛋白肽 A、纤维蛋白碎片 E、血栓—抗血栓Ⅲ复合物、交联纤维蛋白降解产物，但这些方法在大多数患者中缺乏特异性和敏感性。测量血浆 D-二聚体（肺栓塞时血浆中出现的一种特殊的交联蛋白衍生物），当血浆中的 D-二聚体水平低于 500 μg/L 时，可排除肺栓塞的诊断（阴性可靠性达 98%），不必再做进一步的实验室检查。阳性结果的诊断率为 44%，但假阳性的结果较高达 39%，需结合临床和其他辅助检查。

（六）肺扫描

灌注肺扫描是一种相对非侵袭性检查，对于大多数怀疑肺栓塞的患者，是最初的筛选手段。肺扫描是静脉注射用^{99m}Tc 标记的白蛋白微球或大的凝聚物，这些特殊的物质分布在未阻塞的肺血管，这些物质的摄取反映区域的肺血流。正常灌注肺扫描显示放射性核素的分布与肺血流一致，在肺血流多的部位，放射性核素的分布也多。一旦进入肺血管床，局部血流分布影像持续出现，不论患者怎样变化体位，直到几小时后标志物被蛋白激酶溶解。胸外的放射性核素照相机使肺血流的分布情况成为可视影像。肺血管灌注梗阻使标志物不能进入肺血管床，产生灌注缺损区。

从 6 个面（前、后、左侧、右侧、左后斜、右后斜）观察完全正常的肺扫描能排除肺栓塞。不需要进一步的辅助检查。当出现灌注缺损时，应考虑相对应的血管段的解剖病变。段和叶的灌注缺损更具有意义。由于肺栓塞是多发的，因此当出现多处灌注缺损时，更提示肺栓塞的诊断。

采用胸部 X 线和通气肺灌注扫描可提高灌注肺扫描的特异性和排除肺部疾病和结构缺陷引起的灌注缺损，如果灌注缺损与胸部 X 线的异常相符合，肺栓塞的特异性降低。引起局部低通气的疾病有慢性阻塞性肺疾病。反应性缺氧性血管收缩也产生肺灌注缺损，出现这种情况应加用通气肺扫描。常用的通气肺扫描放射性核素气体是氙、氪或反射性气溶胶。观察一次呼吸平衡结果，通气异常表现为放射性核素气体摄取延迟，排除或平衡程度不一。如果通气和灌注均出现缺损，而胸部 X 线正常，表示不是肺栓塞。通气正常而灌注缺损提示肺栓塞的诊断。然而，在实践中这些简单的概念并不是持续存在。因为通气和灌注的区别不大，并且许多疾病的过程影响这种区别，在具体使用中应注意这种检查方法的影响因素和局限性。

灌注肺扫描还用于随诊肺栓塞患者的自然病程和治疗结果，这也是较方便、相对无创和可信赖的检查方法。

（七）肺动脉造影

肺动脉造影是唯一能确定肺栓塞诊断的方法。这种方法能看到肺动脉内的血栓，造影能发现肺动脉完全阻塞和不完全阻塞。肺动脉造影是有创的检查方法，其并发症的发生率在2%，死亡率低于0.01%。危险性主要是心脏骤停、心脏或肺动脉穿孔、威胁生命的严重心律失常、血管内膜损伤、造影剂过敏等。病情危重或伴有肺动脉高压的患者易于致死，需由造影经验丰富的医师操作。当非侵袭性诊断方法不能肯定或需排除诊断时，应做肺动脉造影。

肺动脉造影是除尸检外的另一项金标准，通常肺动脉造影经股静脉进行，但对于肺栓塞患者最好是经上肢血管进行。因为当怀疑肺栓塞时均给予这些患者抗凝或溶栓治疗，采用经上肢途径易于止血，减少导管的经路引起的下肢血栓脱落。当患者有右心衰竭或低血压时，用手注射少量造影剂选择血管可减少并发症的发生。当今广泛采用的数字减影技术使造影剂的用量减少，以及影像处理技术使图像更清晰。近年来，MRI 用于怀疑肺栓塞患者的确诊，并且 MRI 有助于鉴别肺梗死与肺炎和肺栓塞。另外，增强的胸部 CT 可以清楚地显示肺动脉内的充盈缺损。肺灌注扫描有助于提示造影剂的注射部位。选择非碘造影剂可提高安全性。当患者有左束支阻滞时，应经静脉放入临时起搏器，防止完全性传导阻滞的发生。

六、诊断

肺栓塞的诊断过程和时间依每个患者而不同，在诊断的过程中既要考虑稳定患者的病情，也要考虑检查治疗方法的危险性。诊断的条件和设备也是必需的。病史、体格检查以及血常规、胸部 X 线、心电图检查，能提供诊断的线索。因为所有肺栓塞的栓子都来源于肢体深静脉，采用彩色多普勒血流成像确定下肢静脉血栓形成是非常重要的。如果患者病情不稳定，特别表现为右心衰竭、持续严重的缺氧时，应立即做出肺栓塞的诊断。这样的患者应尽早考虑肺动脉造影，如考虑采用溶栓、下腔静脉置滤器、肺动脉切开取栓术，也应做肺动脉造影。

七、治疗

肺栓塞处理的第一步是支持患者的生命体征，许多非特异的治疗目的在于稳定病情。吸氧、静脉输液治疗低氧血症和右心功能不全，在循环不稳定的情况下积极使用血管加压剂、抗心律失常药物。在没有禁忌证的情况下，立即对怀疑肺栓塞的患者进行肝素治疗。

（一）外科治疗

1. 肺动脉栓子取出术

1908 年，Trendelenburg 做了 1 例肺动脉栓子取出术，但仅存活 38 小时；1926 年，Kirschner 做了第 1 例患者长期存活的手术。直到 1960 年共做了 22 例手术，仅有 3 例患者存活。1958 年，Allison 医生在低温环境下成功进行了肺动脉血栓取出术，当时体表温度是 29℃。1961 年，Sharp 第 1 次使用体外循环做这种手术，使这一手术变为较安全的手术。大的肺栓塞可随时引起死亡，存活时间可以是几分钟或几小时。即使栓塞前全身状况较好的患者，只有 48% 存活 8 小时以上。

急诊肺动脉栓子取出术的适应证是：经肺扫描或肺动脉造影明确有大的肺栓塞，伴有持续的或不易纠正的低血压。早期的处理包括迅速肝素化、使用正性肌力药物和气管内加压给氧，积极复苏 1~2 小时。如果血压高于 12.0 kPa（90 mmHg），肾功能和脑功能维持较好时，手术应暂时延迟。临床上当收缩压低于 12.0 kPa（90 mmHg），尿量少于 20 mL/h，动脉氧分压低于 8.0 kPa（60 mmHg）时，应尽早考虑手术治疗。当患者存在心肺疾病时，即使是一个肺叶的栓塞也可引起顽固的低血压、低氧血症，是手术适应证。另外，在内科积极治疗下，出现临床情况改善不明显，进行性少尿，血压下降或需要较大剂量的升压药维持血压，持续性代谢性酸中毒，持续性肺动脉高压均是手术适应证。内科进行抗凝或溶栓治疗禁忌证的患者，如术后早期、药物过敏等，有其他出血性疾病的患者也是手术适应证。

2. 手术操作

胸骨正中切口能较好地暴露肺动脉，打开心包后，建立体外循环，阻断上、下腔静脉，切开肺动脉施行血栓取出术。先使用不同大小的圈钳，取出左右肺动脉的血栓，再使用福格蒂取栓导管进入肺动脉的较小分支取出血栓，然后用水冲洗肺动脉，同时打开胸膜，从远侧挤压肺组织，这样做有利于血栓的全部取出。缝合肺动脉切开，恢复心脏功能并逐步停止体外循环。当出现严重的心肺功能衰竭时，应在床边先经股动静脉立即建立部分体外循环以保证组织供氧，然后在手术前进行肺动脉造影。在不具备体外循环的条件下，可经左或右胸前外侧第 3 肋间开胸，阻断开胸侧肺动脉后切开取栓。

肺动脉切开取栓的主要并发症是器官内出血和肺再灌注性肺水肿。治疗的方法主要是延长机械通气的时间和使用呼气末正压通气（PEEP）。术后仍需持续抗凝治疗。

（二）慢性肺栓塞治疗

大多数患者在发生肺栓塞后，立即自动激活自体纤溶系统，以迅速溶解肺血栓。实验研究发现，栓塞后 21 日灌注缺损区完全恢复，说明血栓被纤溶系统完全溶解。临床应用肺扫描和肺动脉造影研究肺栓塞，在栓塞后 8～14 日开始溶解。有些患者表现出溶解的时间较晚。少数患者出现反复肺栓塞或纤溶不适当，栓子未能被完全溶解，渐渐积蓄在肺动脉内，导致慢性肺动脉高压、低氧血症、右心功能衰竭。这类患者的主要临床症状包括：86% 的患者有用力后呼吸困难，平均症状出现的时间为 2 年；79% 的患者有血栓性静脉炎，时间为 1～48 年，平均为 9 年；64% 的患者有进行性呼吸困难，平均出现的时间为 14 年；50% 有咯血；26% 有胸痛；21% 感觉乏力。胸部 X 线摄片中有主肺动脉扩张、右心室增大、肺野透亮和胸腔渗出。血气分析的特点是动脉低氧血症和过度通气。心脏超声和右心导管显示慢性肺动脉高压。当患者的平均肺动脉压高于 4.0 kPa（30 mmHg），5 年存活率是 30%，肺动脉压高于 6.7 kPa（50 mmHg），5 年存活率仅有 10%。肺栓塞未能被溶解的原因是机体的纤溶系统不完全，缺乏凝固抑制因子，不能调节血管内血栓形成。抗凝血酶Ⅲ（AT-Ⅲ）是凝血系统的一种主要蛋白。当患者 AT-Ⅲ缺乏时，临床表现为反复静脉血栓形成和肺栓塞的高凝状态。另外，凝固抑制因子Ⅳ、Ⅴ和蛋白S，共同作用于激活蛋白C，当激活蛋白C缺乏时，提高血栓栓塞的发生率。不适当的纤溶、机化血栓引起的栓塞，不能被纤溶系统溶解。肺血管内膜研究发现，正常血管内膜的蜕变，造成促凝环境，可在肺血管上产生原位血栓。有的患者在最初肺栓塞的基础上，产生近侧血栓，最终造成肺动脉高压，这种患者内科治疗效果是不理想的。因此，对于怀疑慢性肺栓塞引起肺动脉高压的患者应进行肺动脉造影，灌注肺扫描可提供诊断的根据、解剖部位、肺动脉压力，选择适当的患者施行血栓内膜切除术，能取得很好的结果。这种手术的适应证包括严重呼吸功能不全、低氧血症、肺动脉高压，以上情况经肺动脉造影显示肺栓塞在肺血管的近侧，支气管动脉造影显示的栓塞远端有侧支循环、没有右心衰竭的患者。相反，患者有远侧肺动脉小分支的栓塞，严重右心衰竭和高度肥胖是手术禁忌证。当肺栓塞在一侧，选择前外侧开胸，阻断肺动脉后，施行血栓内膜切除术。当肺栓塞在两侧或累及主肺动脉应采用正中开胸，并建立体外循环。这种血栓与血管壁紧密粘连，施行内膜剥脱术时应特别小心。所有的栓子均应取出，有时需在肺动脉的远侧再做切口，直到看到逆向血流。肺动脉切口的闭合最好用一条心包片，以防止狭窄。术后并发症包括右心衰竭、肺出血。但手术的结果是非常令人满意的。肺栓塞患者无论是否手术均应抗凝治疗，防止进一步的血栓栓塞。血管扩张剂对某些患者可能是有效的。

（三）肺栓塞的治疗步骤

肝素化是首选治疗，当抗凝治疗禁忌时，使用下腔静脉滤器。出现较大栓塞时，应考虑手术治疗，长期治疗包括华法林或肝素皮下注射。

八、预后

患者具有较高的右心室压、低心排血量、平均肺动脉压高于平均动脉压的30%，提示预后不好，应积极进行手术治疗。有经验的医疗单位手术死亡率低于8%。手术后患者一般能恢复正常生活。

（沈春健）

参考文献

[1] 董力,赵波,李荣祥.胸外科手术与技巧[M].北京:人民卫生出版社,2019.

[2] 董念国,廖崇先.心肺移植学[M].北京:科学出版社,2019.

[3] 陈龙奇,袁勇.胸外科基本操作规范与实践[M].长沙:中南大学出版社,2019.

[4] 苏志勇,吴骏,乔贵宾,等.胸部创伤治疗学[M].北京:科学出版社,2018.

[5] 道格拉斯·马西森,克里斯托弗·莫尔斯.胸外科关键手术技术[M].张建华,李庆新,译.北京:科学出版社,2018.

[6] 罗伯特·安德森,等.WILCOX心脏外科解剖学[M].夏宇,译.上海:上海科学技术出版社,2019.

[7] 王强修,李钧,朱良明.肺癌诊断与治疗[M].2版.郑州:河南科学技术出版社,2018.

[8] 赵珩,高文.胸外科手术学[M].北京:人民卫生出版社,2017.

[9] 张文峰.普胸外科手术精解[M].北京:人民卫生出版社,2017.

[10] 汪毅,王俊峰,张健.心胸外科手术学精要[M].上海:上海交通大学出版社,2017.

[11] 王建军,李单青.胸外科手术要点难点及对策[M].北京:科学出版社,2017.

[12] 郭兰敏,范全心,邹承伟.实用胸心外科手术学[M].3版.北京:科学出版社,2010.

[13] 马增山.全胸腔镜手术技术在心脏外科的应用[M].北京:人民卫生出版社,2019.

［14］张磊，刘晓丹，徐阳．胸外科手术与围术期管理［M］．北京：中国纺织出版社有限公司，2021.

［15］李国新，邓雪飞，杨晓飞．普通外科临床解剖学［M］.2 版．济南：山东科学技术出版社，2021.

［16］周少飞，谢东方，季德刚．现代普通外科疾病诊疗新进展［M］．南昌：江西科学技术出版社，2021.

［17］王杉．外科与普通外科诊疗常规［M］．北京：中国医药科技出版社，2019.

［18］吴孟超，吴在德．黄家驷外科学［M］.8 版．北京：人民卫生出版社，2020.

［19］赵玉沛．普通外科学［M］.3 版．北京：人民卫生出版社，2020.

［20］解涛，李仕雷，尹强，等．实用普通外科学进展［M］．北京：科学出版社，2018.